跟朱丹溪学

自我调养

杨中武◎著

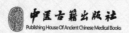

中医古籍出版社
Publishing House Of Ancient Chinese Medical Books

图书在版编目（CIP）数据

跟朱丹溪学自我调养/杨中武著.—北京:中医古籍
出版社,2014.9
ISBN 978-7-5152-0667-7

Ⅰ.①跟… Ⅱ.①杨… Ⅲ.①朱丹溪（1281～1358）
—养生（中医） Ⅳ.①R212

中国版本图书馆CIP数据核字（2014）第180032号

跟朱丹溪学自我调养

作　　者	杨中武	
责任编辑	梅　剑	
出版发行	中医古籍出版社	
社　　址	北京市东直门内南小街16号（100700）	
编辑信箱	meijian2009@163.com	
购书热线	010-84023423 010-64002949(传真)	
经　　销	新华书店	
印　　刷	三河市嘉科万达彩色印刷有限公司	
开　　本	889mm×1194mm 32开	
印　　张	7.5	
字　　数	130千字	
版　　次	2014年9月第1版 2014年9月第1次印刷	
书　　号	ISBN 978-7-5152-0667-7	
定　　价	30.00元	

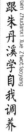

跟朱丹溪学自我调养
Gen Zhudanxi Xue Zwoctiaoyang

MU LU l目录

结　　语　向医学大师致敬

附　　录　朱丹溪《饮食箴》和《色欲箴》

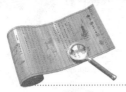

跟朱丹溪学自我调养

700年前的某一天，浙江八华山上，一个两次科考失败的40岁男子流着泪，将一本一本的儒家典籍投入熊熊大火中……

他为什么要焚书呢？难道是因为科考失败后，他在泄愤吗？

事情要从他的老师说起……

他的老师是南宋大儒朱熹的三传弟子，一代理学大师。不过，老师体质十分羸弱，常年卧病在床，找了不少医生诊治，都不见好。有一天，老师对他说："我卧病在床这么久了，一般医生治不了我的病。你天赋好，悟性高，干吗一定要科考做官，挤独木桥呢？何不去学医，同样可以济世救民，顺便还能看好我的病。"

老师的话让男子想起了不堪回首的曾经：儿子因患内伤去世，伯父因胸闷去世，叔父因鼻出血去世，弟弟因腿疼去世，妻子因积痰症去世。忆起这些，这位男子心如刀绞，他又想起了母亲……

十年前，母亲曾因父亲去世，操持家务，辛劳成疾，到处求医问药也没有好转。最后，他潜心钻研医学，5年之后，居然治好了母亲的病！这件事给他带来了莫大的信心。

所以，在老师的鼓励下，这位男子开始踏上学医的历程……

十年之后，这位男子不仅治好了老师的病，还通过不断地学习精进，运用新的方法，将人的心理因素作为治病的重要参考，破解了许多疑难杂症，解除了许多人的痛苦，终成一代名医。

这个人，就是金元四大名医之一、将心理因素引入疾病诊治的开创者、有"杂症找丹溪"之誉的一代医宗——朱丹溪。

与其他医学名家相比，朱丹溪的医道带有鲜明的"理学"特色。在他看来，宇宙万物的"理"是相通的，某种程度上，治病跟"齐家、治国"一样，正是这份通透和练达，让他每每药到病除。在深厚的传统医学底蕴之上，朱丹溪与时俱进，大胆创新，将心理问题纳入生理疾病的诊治中，解决了许多疑难杂症。

朱丹溪之所以被后世敬仰，除了高尚的医德、高超的医术外，还体现在他的"独特"上：他不仅治病救人，还能给一个人"自我调养"的方法，正如他所说："与其救疗于有疾之后，不若摄养于无疾之先。"可见，自我调养在他心中的地位。事实上，朱丹溪每一次给人治病后，总要为病人讲解"自我调养"的道理。

朱丹溪在中国历史上第一次明确提出了心理问题会导致生理疾病的观点，他说："五志之火，因七情而生……宜以人事制之。"这里所说的"人事制之"即指心理治疗。因此，治病救人的时候，他特别重视人的情绪控制、心灵建设、灵性修为，以至于民间有这样一种说法：朱丹溪走过的地方，风气都会为之一转。

健康问题并没那么复杂，就如在欧美发达国家被广泛推崇的自然疗法大师——马克斯·葛森所说："人体有逆转和调整能力。最好的防御装置，是功能正常的肠道代谢和再吸收作用，搭配健康的肝脏。"所以，我们要做的是"顺应自然"。

世界肠胃内窥镜首席权威、食疗大师新谷弘实也说：

"预防是最好的医学，尤其是顾护好肠胃，对预防疾病，保持健康很有帮助。"他用"食物疗法"促进人的肠胃健康，进而健康整个身体。

抗癌界领军人物黄圣周博士同样认为，要成功治愈癌症，在常规的治疗之外，还需要加上冥想疗法、催眠疗法、顺势疗法、按摩疗法、香味疗法、维生素疗法、传统的草药和针灸疗法，等等。他还提出一个观念：通过饮食文化革命预防癌症。

以上大师、权威所说的这些疗法，很多都属于"自我调养"的范畴。从他们身上，我们或许可以明白"自我调养"对治疗疾病，甚至是治愈癌症都有重要意义。再仔细想想，我们可以发现，葛森、新谷弘实、坎贝尔、黄圣周等和一代医宗朱丹溪有许多相通的地方，他们都认为"自我调养"是获取健康的关键。

正是在朱丹溪、马克斯·葛森、新谷弘实、坎贝尔等医学大师的启迪下，这些年我们潜心钻研，汲取他们的智慧精华，积累了一套自我调养的经验，给广大的亚健康患者带去了福音，也让一些疑难杂症患者从此过上了更好的生活，拥有了不一样的体验。

许多长期亚健康的朋友，在我们这里仿佛获得了"新生"，总会禁不住问，为什么自我调养方法会如此有效？

我想，除了许多贵人、朋友的理解、信任、支持外，最重要的是我们诚恳地学习、钻研和实践。我们从众多古代医学名家智慧中寻找自我调养之道，除了上面说过的朱丹溪、葛森、坎贝尔、新谷弘实之外，还有比如道家的辟谷养生、现代发酵果蔬汁养生、佛家的八关斋戒修心养生，等等。可以说，我们探寻的每一种方法，都根植于朱丹溪等医学大师们的实践。

这些年，我常常看见一些朋友可能缺乏传统常识及对现代生物科技的理解，错失了通过自我调养收获健康的机会，甚至因为不了解，还产生了误会，比如一些朋友对"食疗"不理解。其实，要解除这个疑惑，你只需要翻翻《黄帝内经》就能明白。

再比如，一些朋友不理解酶的运用。其实，新谷弘实有一个非常重要的已经被医学界认可的观点：酶决定健康与寿命。可见，我们要做自我调养，不关注酶，是很难取得最好的效果的。

随着对健康的理解越来越深入，我们可以发现，不论西方还是东方，无论古代还是现代，人们对健康的追求是永恒的，人们的健康意识在不断提高。在这个过程里，古代医学大师们尊重自然，尊重身体机制，激活自我调养能力的方法，正在全世界引起共鸣。这当中，朱丹溪无疑是极其重要的一位。

朱丹溪的"自我调养"思想和实践对我们有着很大的影响，是我们自我调养疗法的重要智慧源泉。我们从朱丹溪这里受益良多，对一代医宗永远充满了感恩。

大家都知道，健康对于一个人来说意味着一切，也正因如此，我们要一起努力，从众多医家中寻求健康的智慧，从传统医学中一起去探索健康的奥秘。

基于这个美好的愿望，我们出版了《跟朱丹溪学自我调养》。出这本书，除了感恩贵人、朋友，除了让更多人了解自我调养思想的来源，我们还希望更多读者认知到自我调养是一种智慧，是让我们成为身体真正的主人的智慧，是一个被众多医学大师见证体验过的智慧。

最后，我们要祝福看到本书的朋友们健康快乐，富足喜悦。让我们从现在开始，一起奏响健康的新乐章！

杨中武

2014年5月

[第1章]

朱丹溪自我调养之"道"

·本章导读·

在本章，我们要探讨朱丹溪自我调养之"道"，首先，我们要明白"道"是什么意思。

《黄帝内经》第一卷记载了这么一段对话：

黄帝问："余闻上古之人，春秋皆度百岁，而动作不衰；今时之人，年半百而动作皆衰者，时世异耶？人将失之耶？"

岐伯回答："上古之人，其知道者，法于阴阳，和于术数……"

在这一段对话中，岐伯回答到了"道、法、术"，在中国古代哲学中，"术"后面还有一个字：器。"道、法、术、器"常常同时出现。那么，"道"到底是什么意思？

有一位老师举了一个很好的例子来说明：

　　两个人一同从杭州开车去北京，甲开奥迪，乙开奥拓，按"器"的标准，应该是开奥迪的先到北京，不过，甲是个新手，乙是个老司机，技术更娴熟，到了"术"的层面，开奥拓的老师傅有可能比开奥迪的新手先到北京。更高一层，到"法"的层面。乙师傅日出而作日落而息，尊重自然，精神百倍，而甲却不按规律，不守"法"，兴致不高停下来，兴致一高猛开，糟了，出了车祸，奥拓依旧可能比奥迪先到北京。到了"道"的层面，甲开着奥迪，飞快地向前行驶，却把方向搞错了，南辕北辙，开得越快，离得越远。

　　所以，简单说来，"道"指的就是方向。

　　回到上面《黄帝内经》的对话中来，黄帝问岐伯："我听说上古时代的人，过了百岁，身手还是那么矫健，没有衰老的迹象；现在的人，到了五十岁，动作就衰老了，这是时代的不同呢？还是人们违背了养生之道的缘故？"

　　岐伯回答道："上古时代的人，大都懂得怎么去养生，取法天地阴阳变化规律，用保养精气的方法来调和……"

　　因此，"道"不对，方向错了，一切都是白费。对自我调养、收获健康来说，更是如此。毫无疑问，我们学习朱丹溪的自我调养，要从他的"方向"入手，看他是怎么做的？他关注的焦点在哪里？他的做法能给我们什么启示？

◎ 援"理"入医

别阴阳于疑似之间，辨标本于隐微之际。

——朱丹溪

（一）格物致知与朱丹溪医学

朱丹溪有一个姓吕的亲戚，此人特别消瘦，皮肤暗黑，看上去很虚弱。他身上毛病不少，嗜酒，作风不检点：年过半百了，在外面养小老婆。

有一天，此人喝酒后，突然发病，浑身发寒打颤，十分口渴，却又不想喝水。朱丹溪给他把了脉，认定他不是"虚"，而是因喝酒发热，体内的"郁结之气"不能发泄，所以只需祛热便可。很简单，让他用"黄芪二两，干葛一两"煎汤喝，喝完之后大汗不已，第二天便康复了。

还有一个人得了滞下（腹泻），后甚逼迫，按道理应该用承气汤下（排泄）之。但是，朱丹溪没有立即这

3

样做，反而给病患养胃气去了。这让许多人质疑，但是他仍然坚持，直到胃气稍足一些，朱丹溪才用承气汤下之，仅用两副药，就让这个人转危为安。

这两则病例中，要治愈病人，都是需要用"攻击"之法的。按著名医学家张子和的"攻击论"观点，要让体内的正气回来，一定要将邪气祛除，"正气自安"，怎么驱邪气？可用"汗（出汗）、吐（呕吐）、下（排泄）"三法。早年，朱丹溪是"攻击论"的铁杆崇拜者，可是，细心的你会发现，上面两个病例中，朱丹溪"攻击"的方式是有差别的。在第一个病例中，他直接用"汗"攻之，这跟张子和的方式一致。对第二个病例中的患者，他则采取先养胃气，再用"下"攻之。这正是朱丹溪高明的地方，如果按照张子和的方法贸然攻击，第二个人很可能就死了，因为他的胃气太弱，受不了"攻击"带来的影响。很显然，朱丹溪既掌握了"攻击论"的精髓，又了解了人身体运作的"规律"。在当时，他为什么能做到，而很多医生却做不到呢？

这得从朱丹溪的"理学"说起……

学医之前，朱丹溪就在八华山潜心钻研理学，他的老师是朱熹的三传弟子——赫赫有名的理学大师许谦。

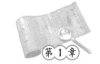

理学是儒家学说发展到宋代的产物，对后世文化产生了极其深远的影响。理学是一个庞杂的体系，不过，对于朱丹溪来说，其中"格物致知"思想给他的启迪最深，使得他将最重要的医学著作都起名《格致余论》。

那么，什么叫格物致知？它对朱丹溪有什么影响？跟自我调养又有什么关系？

> 认识我们身体运行的规律，找对自我调养的方向，找准自我调养的方法，用"规律"指导自我调养的"实践"。

朱熹这样解释格物致知：夏天，咱们都用过扇子，这把扇子是看得见摸得着的物体，所以是"形而下"的；可是，通过扇子，我们了解了制作和使用扇子的道理，这就是"形而上"的道。因此，格物致知最本质的含义是通过研究具体的器物来明白其中的规律。用今天的话说就是在实践中总结规律，然后用规律指导实践。

朱丹溪用这样的理学思想指导医学实践，使他更能把握事物表象下面的规律，让他具备了理论思维，站在了一般医生难以企及的高度上，上面两个医案就是典型。由于朱丹溪掌握了身体内在的运行规律，尽管他崇拜过"攻击论"，却不盲从，治病的时候既有原则性，又体现了灵活度。

当下，各种养生保健理论、养生方法让人眼花缭乱，无所适从。不过，只要我们像朱丹溪那样，认识身体运行的规律，找对自我调养的方向，找准自我调养的方法，用"规律"指导自我调养的"实践"，就一定能从茫然的养生"大海"中解脱出来，轻轻松松求取健康。

（二）从生活中悟健康之"理"

朱丹溪在《格致余论》中说："凡言治国者，多借医为喻，仁哉斯言也！真气，民也；病邪，贼盗也。或有盗贼，势须剪除而后已。"

这段话的意思："大凡谈论治国的人，多借医疗来比喻，这样的比喻是很有道理的。真气，就像老百姓；病邪之气，就是百姓中的盗贼，势必剪除才能罢休。"

其实，在朱丹溪向老师罗知悌学习的时候，这位老师给了他一个很重要的观念：世间的"理"是相通的，无论治病、治国，还是生活，道理都一样。一个优秀的医生要学会举一反三，触类旁通，从这个角度上讲，一

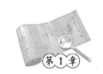

个"良医"完全可以成为"良相"。

有一次，罗知悌用秦朝的灭亡和汉朝的"休养生息"给朱丹溪讲解为什么要养脾胃之气。他说，刘邦用起义暴动的方式将秦朝推翻，这个过程，老百姓遭受

> 世间的"理"是相通的，无论治病、治国，还是生活。

了很大的苦难。就像我们去掉邪气一样，必然也会导致身体本身脾胃之气受损，这时候，立刻开展大规模的"重建"，很可能让脾胃不堪重负，"小病则重，重病则亡"。所以，应该"休养生息"，减轻税赋，让老百姓喘一口气，疗愈连年战火带来的创伤，之后再大刀阔斧"改革"。对于治病来说，往往就是先养"脾胃之气"，再进一步治疗。因此，聪明的统治者一定了解这个道理，智慧的求医者更要明白这个道理。

后来，朱丹溪牢记着老师的教诲，在治病、帮助人们调养过程中，他总能用浅显的道理说清楚病情，给大家很多收获。产生如此效果的根源，在于朱丹溪做到了"举一反三""一通百通"，让"高深"的医学变得"平易近人"。

今天，我们反而忘记了生活中的道理所带给我们的自我调养的很多启发。比如，毛泽东理论就对自我调养很有帮助。举个简单例子，毛主席要求"透过现象看本质"，治国是这样，治病、自我调养是不是也该这样？

在"生命乐章"课堂上，大家分享了习总书记的一次讲话。总书记说："改革是被问题倒逼出来的！"总结几千年历史，每一次重大的改革，往往都发生在问题累积的时候，的确如总书记所说，这是治国的一条规律。回到"自我调养"上来，朋友们想想，是不是"健康问题倒逼我们关注'自我调养'？"很多人包括我自己，都是在健康亮了红灯之后，猛然发现生命如此宝贵，以前没有关注健康，实在不应该。健康问题倒逼我们关注生命，思考生活的意义。所以，我曾经说过，今天我们不关注健康，是因为我们受到的痛苦还不够！

那么，朋友们，当你看到这里的时候，是不是该思考两个问题：第一、从现在起开始关注健康，而不要等到"问题倒逼"的时候。第二、"自我调养"之"理"与生活方方面面的道理是相通的，你只要有心，就能从生活中悟出"自我调养"的"理"来，你是否从今天开始，让自己有这方面的意识？

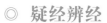

◎ 疑经辨经

读前人之书，当知其立言之意。苟读其书，而不知其意，求适于用，不可得也。

——朱丹溪

（一）不迷信权威

文前朱丹溪这句话——"读前人之书，当知其立言之意。苟读其书，而不知其意，求适于用，不可得也。"意思是读前人的书，一定要弄清作者的本意，了解作者的时代背景，如果不了解，贸然照文章说的做，就会出问题。

这段话，彰显了朱丹溪尊重实践、不迷信权威的品格。他这种品格的养成，实际上，也是理学修养的一部分。

说到经典，医圣张仲景的《伤寒杂病论》可谓经典中的经典，是历代医生尊奉的医学宝典。朱丹溪十分崇拜张仲景，但是对《伤寒杂病论》，他遵从，但绝不盲从。对此，我们可以从两个医案说起。

有一天，金陵（今南京）名医罗成之听说义乌的朱丹溪常常指正《伤寒杂病论》之不足，很不服气，因为罗成之自认为是研究《伤寒杂病论》的权威。于是，他到义乌找朱丹溪辩论，到了义乌不久，就遇到一个病人，这个病人看上去十分怕冷、怕风，一出门，浑身直哆嗦。罗成之一把脉，断定这人的病是伤寒所引起的。他按照《伤寒杂病论》上写的方子，给病人开了药，结果病人迟迟不见好，反而越来越严重。后来，朱丹溪又来诊断，却有相反的结论：此人的病是阴虚发热引起的，只需要服用几剂滋阴补血药，就成了。于是，朱丹溪给他开了药。果然三天之后，病人康复了。

去寒就温，
无泄皮肤。

这件事给了罗成之极大的震撼，从此，他开始认真钻研朱丹溪的医学思想。不久，罗成之遇到另一个病人，这就引发了我们第二个医案。

读过《明朝那些事儿》的朋友都知道，朱元璋要完成称霸大业，除了腐朽的元朝，有这么几个人要征服：陈友谅、张士诚……这都是江南地区的狠角色。

有一天，张士诚在战场上患病了，有痰气，精神不好，皮肤颜色很糟糕，找了很多医生都没有办法治好。张士诚想到了罗成之，因为他听说罗成之最近得到丹溪心法。罗成之来到张士诚军中大营，为他把了脉，决定用朱丹溪的"倒仓法"治疗。果然，几天之后，张士诚就好了。（在后文，我们还会专门讲"倒仓法"，此处省略。）

这两个医案说明了一个道理，时空环境不同，必须辩证地理解经典中的意思，而不是照搬照抄，刻舟求剑，对我们做自我调养，更是这样。

大冬天的，北方零下一二十度。细心的朋友会注意到电视里时不时播放六七十岁的老人冬泳的新闻，一些"勇敢"的老人跳到湖里，起来之后活蹦乱跳的，精神百倍。记者话筒伸过去，老人们往往会说自打冬泳后，不感冒不发烧了，以前的病也好了。

还有一个权威例子，说北大原校长马寅初坚持冬泳几十年，活了一百多岁。

看到这里，或许有朋友也想尝试一下冬泳。

冬泳，是有一定好处的，但是，一个人是不是适合冬泳，做决定之前，最好先了解自己的体质，如有可能，咨询一下养生专家。

我们在前面已经谈了，自我调养很重要的一点是尊重自然，守时守节。春夏主动，这时候，咱们该出去踏青郊游，好好运动运动。秋冬主藏，大地万物都凋谢了，在默默积蓄能量，这时候，我们就需要好好保养精血。《黄帝内经》说："去寒就温，无泄皮肤。"就是说冬天要保暖，维持阴阳平衡。

实际上，据相当多的医生统计，很多并不适合冬泳的人，因为长期冬泳，诱发了心脏病、抑郁等症。所谓的不发烧不感冒，也有可能是寒气入骨，烧不起来了。

再回到马寅初先生的例子。马先生在80岁的时候，到南方去做科学调查，他还是尊重老习惯——洗冷水澡。于是，他从深井里打了冷水上来，这一洗，糟了，马先生瘫痪了，以后20多年都在轮椅上度过的，他自己再也没有洗过冷水澡。

鲁迅说有些中国人爱围观，喜欢一窝蜂凑热闹。其实，这都是"从众心理"作怪，这对自我调养是不利的。自我调养，要掌握大的正确方向，然后像朱丹溪那样理性分析，不盲从，搞懂事情的来龙去脉，这样，我们的自我调养才会落实到实处，发挥更好的效果，而不至于适得其反。

（二）灵活变通

疑经辨经是一种治学、生活的态度，就好像亚里士多德所说的"吾爱吾师，但我更爱真理"所代表的精神内涵。

宋代官方颁布了一部医学巨典——《太平惠民合剂局方》，简称《局方》，这一部书典整理了官方和民间的有效验方共297方，相当于国家诊疗标准。许多医生就依据这部巨著开方子，刻舟求剑、按图索骥，这在朱丹溪看来是不可思议的。他说："医道的传授有一定的渊源，医术虽然很高超，但在治疗过程中的随机应变才是关键，就像打仗的将军、航行中的舵手一样，一定要根据实际情况，灵活多变，才可以打败敌人或者让船保持正确的航向。"

鉴于许多医生抱着《局方》开方子，不动脑筋，造成了许多伤亡，朱丹溪根据临床经验写成了《局方发挥》一书。这本书将许多人

> 治疗过程中的随机应变才是关键，就像打仗的将军、航行中的舵手一样，一定要根据实际情况，灵活多变，才可以打败敌人或者让船保持正确的航向。

的疑问一一表达出来，然后进行精辟的阐述，最后达到纠正《局方》之失的目的。

对于自我调养来说，坚持大方向的前提下，有时候也要根据实际情况，灵活多变。我们从朱丹溪一个医案说起：

有一天，朱丹溪进城办事，刚到城门口，见一个歹徒欺负一个农民。他刚要上去拦阻，只见这歹徒对着农民的腰背狠狠来了一扁担，农民惨叫一声，应声倒地，痛不欲生。歹徒还想继续施暴，朱丹溪上前去，照着农民的腰就踢了一脚，然后对歹徒说，你看我也打了，饶了他吧。歹徒一看是朱医生，而且他也踢了农民，气就消了。骂了一句，今天爷看在朱先生的面子上，放你一马。然后，歹徒骂骂咧咧走了。

歹徒走了后，农民站了起来，拉住朱丹溪的袖子，不干了。你干吗打我啊，你这不是助纣为虐吗？朱丹溪笑了，说："我要不踢你一脚，你恐怕永远站不起来了，因为，我看到你的脏器已经移位了，如果不马上复位，下半身就会瘫痪。而且，我踢你一脚，歹徒也消火了，不是救了你的命吗？"

从上面这个医案可以看到，朱丹溪非常巧妙地化解了农民和歹徒的矛盾，而且帮助农民避免了瘫痪。

自我调养的时候，我们会谈到许多原则。但是，每一个人的体质、性格、境遇都有所不同，就需要自己更注重灵活变通。这也是朱丹溪能够治疗诸多疑难杂症一个很重要的原因。

15

◎ 体病结合

医之为道，全在身考。

——（清）徐灵胎

（一）体质与自我调养

翻开朱丹溪的医案，可以发现一个很鲜明的特点：每个医案都记载了病人的性格、饮食、体质。就像文前这句"医之为道，全在身考"一样，要设身处地地研究病人的体质等各个方面，才能药到病除。朱丹溪治病把辨别病人体质放在首位，然后再和病症相结合，提出治疗方案。这种方法，让他得以准确地诊断出病人的疾病，十分有效。对此，我们首先从两个医案入手。

有一天，陈状元找到朱丹溪，要他给弟弟看病。状元弟弟由于十分忧虑而咳血，面色发黑，十分危急。用药已经十天了，还是不见效。朱丹溪来到陈状元家，为状元弟弟把脉。他发现状元弟弟是气郁体质，怎么表现出来的呢？原来他天天担心未来没有饭吃，没有衣服穿，长期忧思伤了肾。怎么办呢？朱丹溪认为，气郁体质的人仅靠药物治疗效果有限。结合状元弟弟的情况，朱丹溪提出了一个解决方案：让状元弟弟到一个衣食无忧的地方住着。果然，状元弟弟一看有吃有穿，一高兴，病好了。

第二个医案：一个两岁的孩子患痰喘，朱丹溪去诊治的时候，但见这个孩子昏昏欲睡，有气无力，病得很深。朱丹溪分析孩子的体质，认为这个孩子属于特禀质，所谓特禀质，指的是由于禀赋不足或者是遗传问题造成的一种特殊体质。朱丹溪将问诊的对象转向了孩子的母亲。原来，这位母亲在怀孕的时候，喜欢吃辛辣的食物，热气郁结于内，形成胎毒。所以，朱丹溪开出了清热的方子，热气解，则痰喘平。

> 在大方向相同的情况下，不同体质的人，自我调养理应是有所区别的。

因为朱丹溪找准了病人的体质特点，便用最简单的方法解决了问题。

朱丹溪告诉我们体质跟疾病有很大的关系，其实，体质跟自我调养也有很大关系。因此，在大方向相同的情况下，不同体质的人，自我调养理应是有所区别的。

现在，中医经过大量的调查，总结出九种人体体质，我列于下表，读者朋友们可以从中了解自己的体质，进而参考一些调养的方法。

体　质	特　征	调养方法
平和质	体质正常，身体表征健康。	饮食要节制，不吃过冷或过热的食物，粗细粮食搭配合理。
气虚质	肌肉松弛，声音低沉无力，容易疲倦，容易感冒。	多食益气健脾的食物，比如黄豆、白扁豆等。
阳虚质	肌肉不健壮，手脚常常发凉，穿衣服总比别人多，性格沉静内向。	食温阳之物，起居要保暖，特别是下腹丹田部位。在阳光充足的情况下，进行适当运动。
阴虚质	身体瘦长，眼睛干涩，皮肤干燥，总想喝水，大便干结，容易失眠。	多食甘凉滋润之物，避免熬夜，不要在高温酷暑下工作。运动不要过量。
血瘀质	皮肤粗糙，眼睛里红丝较多，牙龈易出血。	多食山楂、醋、玫瑰花等；禁食肥肉等滋腻品。可参加舞蹈、步行健身等。
痰湿质	体型肥胖，易出汗，经常感觉脸上有一层油。	饮食应以清淡为主，锻炼宜循序渐进，长期坚持。
湿热质	面部和鼻尖总有油光，脸上易长粉刺，有些口臭，脾气比较急躁。	饮食以清淡为主，多食绿豆、芹菜等甘寒食物；适合中长跑、游泳、爬山等运动。
气郁质	体型偏瘦，多愁善感，常常叹气，容易失眠。	多食海带、山楂等行气解郁的食物；不要总待在家里，多参加群众活动。
特禀质	体质特殊的人群，其中，过敏体质的人对药物、食物、花粉等过敏。	少食荞麦、蚕豆等，保持室内通风、干燥、清洁。

（二）体质与防癌

朱丹溪认为体质跟疾病息息相关的观点，在今天依然有很强的启发意义。现代医学表明，癌症的发生都与体质有相当大的关系。所以，自我调养，是否可以从改变体质入手来预防癌症呢？

除了中医讲的九种身体体质，用pH值来划分，身体则可以划分为酸性体质和碱性体质。

绝大多数刚刚出生的孩子，身体都是弱碱性的，这证明我们大多数人天生的"底子"是好的。只不过，随着时间流逝，一部分人由弱碱性体质变成了酸性体质。而实验证明，相对于弱碱性体质，酸性体质发生癌症的几率较高。日本著名医学家柳泽文正曾做过一个调查，参与调查的100例癌症患者血液全部呈酸性。

有研究表明，人体每天大约要产生10000个癌细胞，但是，我们自身的免疫功能，能将这些癌细胞吞噬。不过，当体液pH值达到6.85—6.95时，也就是体液呈酸性时，免疫细胞的活性下降，而癌细胞的活性增强，免疫细胞抵御癌细胞的能力开始下降。然后，癌细胞会大量增加，达到10亿个的时候，癌肿瘤就有一公分大小，那时人就有感觉了。

酸性体质和癌症之间存在着某些关系，那么，如果我们了解了酸性体质产生的原因，我们去调理它、改变它，不就可以在某种程度上预防癌症了？

我们要问的是，酸性体质的形成与哪些因素有关？

1.饮食结构不合理

世界营养学大师柯林·坎贝尔说："动物性食品令身体酸性化，而植物性食品则让身体弱碱性化，绝大多数癌症产生在酸性体质中。"我们常常吃的肉蛋，精细粮食很大一部分都是酸性食物；而水果、蔬菜、海藻、坚果、发过芽的谷类、豆类属于碱性、弱碱性食物。按健康饮食标准，酸碱比例应该为1∶3，而现在许多人的饮食结构不合理，酸碱比例甚至反转过来了，应该引起高度警惕。要注意，长期大量摄入酸性食物，会导致身体体液酸化。

2.心理问题及作息不规律

有一个实验来证明心理问题跟体质的关系。医学家

绝大多数癌症产生在酸性体质中。

用两只白鼠做对比研究，给其中一只蒙上眼睛，然后用棍子不停地骚扰它，一个月后，这只小白鼠身体体液完全酸化，两个月后，这只小白鼠身上出现了癌细胞；而另外一只小白鼠身体依旧呈现弱碱性。这个实验说明了当一个人长期处于高压、高度紧张，或者心理负担很重的时候，身体很容易"酸化"。

除了上面两大因素外，酸性体质的产生还与环境污染、缺少体育锻炼等有关系，这里就不一一列举了。显然，我们要让自己拥有弱碱性体质，就应该从现在起调整饮食结构，修炼身心，让自己的心灵开朗、快乐。

讲到这里，朋友们或许会说，我知道了弱碱性体质有利于预防癌症，我也知道了怎样去改变酸性体质。但是，怎么知道自己是不是酸性体质呢？

除了去医院检测体液酸碱度，在这里，我们给大家做一个体液酸碱小测验，以供参考。在以下10种情况中，有5种以上相同或相似，就可能是酸性体质；5种以下，则可能是碱性体质。

| 1. 皮肤暗淡无光，松弛没有弹性 |
| 2. 脸上长痘、油光、粉刺 |
| 3. 易疲劳、嗜睡、容易疲倦 |
| 4. 牙龈常出血，伤口常淤青，不容易愈合 |
| 5. 常感冒，肝、肠、胃的功能不好 |
| 6. 口中常有异味，喜欢吃甜食 |
| 7. 汗脚，四肢常常冰冷 |
| 8. 常出现便秘 |
| 9. 易怒，情绪不稳定 |
| 10. 夏天容易被蚊子叮咬 |

　　需要指出的是酸性体质对防癌不利，但是，并不是说体质越呈碱性越好。极酸极碱都是不好的，一个健康的身体应该维持弱碱体质。

◎ 因人制宜，辨证施治

人体科学一定要有系统观，而这就是中医的观点。

——钱学森

（一）因人制宜

"因人制宜"是朱丹溪非常重要的医学思想，也是名医们遵循的铁律。我们还是从朱丹溪的两个医案入手，加深"因人制宜"的印象。

有一位老人得了腹泻，找到了一些医生诊治，这些医生们根据《局方》上说的用涩药下之，结果迟迟不见效。最后找到朱丹溪，朱丹溪认为，涩药对腹泻时间长的患者来说可能有效，但对刚患腹泻的患者未必见效，处理不好，还可能引起其他疾病。朱丹溪经过诊治，认为老人的病是因为平时吃得太好，"奉养太过"，损伤了脾胃，造成"脾泄"。朱丹溪开了补脾的药，三副药就让老人痊愈了。

另一个老人同样得了腹泻，朱丹溪诊治，则用传统方法，第二天就让腹泻腹痛的症状消失了。

同样是治疗腹泻，朱丹溪根据个体的不同采取的治疗方式完全不一样，这应该给我们做自我调养很多启示。

逢年过节，大家互道"富贵吉祥"。其实，现在很多人也都富了，不过从中医角度来讲，未必就"贵"。

有一个中医就讲了这么一件事。两个人去餐厅吃饭，其中一个进了餐厅，就大声招呼服务员："咱哥俩感情深，你们店里什么菜贵，就上什么菜。"他丝毫不在乎自己、朋友是什么样的体质，血压高不高，适合吃什么菜；这在中医看来，就是"不贵"。自我调养一定要时时处处根据自己的身体来饮食、休息、工作、生活，这样才能健康，健康了才能真正"贵"起来。

所以，对于自我调养来说，要时时刻刻关注个人的特点、体质、环境，辩证地进行自我调养，而不要犯"教条主义"错误。

（二）辨寒热

去过医院就知道，我们挂号治病，一般情况下，第一件事就是化验，化验的主要目的是找出细菌和病毒，然后开始"天涯海角"地追杀病毒。可以想象，世界上的病毒太多了，怎么杀也杀不完。有一个医学家作了一个形象的比喻，他说："病毒就像小偷，古往今来都有，各种各样的小偷，我们都要杀掉吗？能杀光吗？"

中医怎么看待这种情况呢？

中医不关注"小偷"，只关注我们自己，如果自己是个"正人君子"，防微杜渐，"小偷"就没有"入室"的机会了。如果不幸给了"小偷"机会，我们怎么"请"走它呢？

这里就涉及到中医一个很重要的概念：寒、热。不管什么样的"小偷"潜伏在我们体内，它在表现上只有两个可能，那就是寒或者热。而辩证地处理寒热，成了名医和庸医的分水岭。我们从朱丹溪的一个医案说起。

有一位病人因为十分劳累，身体发热病倒了，病人家属请了好几个医生来诊治，医生们都认为病人是外感风寒所引起的。结果病人病情不仅没有减轻，反而更加严重了——痰气上扬，开始狂言诳语，神志不清，两眼发红，浑身发烫，身子好像烧着一团火焰，直至性命

> 不管什么样的"小偷"潜伏在我们体内，它在表现上只有两个可能，那就是寒或者热。

25

垂危。家人找到了朱丹溪，他把了脉，才弄清了病情，原来此人并不是外感风寒，而是中气不足，食用了寒凉之物，所以身体困倦发热。而其他医生没有准确把握寒热关系，导致病人服用了更多的苦寒之药，使他阴盛阳衰，病情危急。

这则医案说明了辩证地看待寒、热对疗愈是多么重要。对寒热的辩证看待是朱丹溪"辨证施治"的重要方面。那么，对于自我调养来说，寒热同样具有很重要的意义。

我们感冒了，第一反应是"我是不是受热了？""我是不是受寒了？"这两种情况都能够让人生病，怎么解决这个问题呢？

中医学博士罗大伦先生曾讲过一个鼻炎的案例，可以说明寒热跟健康的关系。有一个先生，鼻炎很严重，到医院查了很多次，医生的结论都一样：过敏性鼻炎。解决方案是鼻子对什么过敏，就不要去碰它。这句话的潜台词是无能为力，就带着鼻炎过一辈子吧。

但是，中医不这样看，中医认为，你之所以过敏，是因为你体内阴阳失去了平衡，将这种平衡调节回来就好了，怎么调节？从寒热上面调。经过中医调理，这位

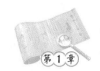

先生30多年的过敏性鼻炎痊愈了。

其实，绝大多数人的鼻炎在初期都是由寒气入侵形成寒邪引起的。这种寒邪在体内与人体正气形成共存，体现了一种辩证的关系。和平时期，它们相安无事，遇到天气转凉，正气与寒邪的平衡被打破，于是，人就不断打喷嚏，流鼻涕。

鼻炎只是一个小小的例子，对于自我调养来说，寒、热是时刻要关注的。不要让寒、热入侵，维持身体阴阳平衡，是健康的重要保证，更是我们自我调养的目标。那么，怎样预防寒热入侵呢？

首先，要常关注天气变化，尤其是不要受寒，因为温度决定"生死"。

其次，如果在湿气比较重的环境，可以在餐食中加一些祛湿的菜品，提高机体的抗湿能力。

第三，适当锻炼，通过出汗将身体中的寒湿以及毒素排出来。同时，适当锻炼，能够顺畅身体气血的运行，增强抵御寒热的能力。

[第2章]

朱丹溪健康养生之"哲学"

·本章导读·

本章探讨饮食、节欲跟健康养生的关系。

那么，到底什么是健康养生？

有一个中医名家说："当你养一盆花的时候，要先了解花的本性是什么，不能顺着自己的心情去养。你觉得它渴了就浇水，你觉得它饿了就施肥，最后植物都死了，花盆撂一堆。所以说，养生的基本要求是你要了解它的本性。"

这里所说的本性，就是我们的身体和健康到底需要的是什么！

700多年前，朱丹溪在有关饮食对健康养生的影响上，提出了许多开创性的见解。比如"务求厚味，心火随起，贪于食欲，相火由生""为口伤身，滔滔皆是"等等，这些能给我们的健康养生带来什么启迪？

今天，国内外相当多的医学大师，认识到了饮食对于健康的极端重要性。比如，世界营养学界的"爱因斯坦"柯林·坎贝尔教授就说："活的食物"的营养价值要比死尸类的肉类高。这些大师们和朱丹溪的健康养生理念有相似点吗？我们能从这些理念中收获些什么？

带着这些问题，我们一起走进第二章——朱丹溪健康养生之"哲学"。

◎ 与自然"同频"

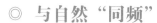

> 若识透天年百岁之有分限节度，则事事循理自然，
> 不贪不燥不妄，斯可以却未病而尽天年矣。
>
> ——（明）李挺

（一）合"时"而作

一年有24节气，节气对人的身体是有影响的。比如，我们常听到一些人议论重病的老人，说要是过了某某节气就好了。所以，这个节就相当于一个坎，过了就会好一阵子。有一些关节疼的人，在节气到来的时候，关节就会格外疼，这都是节气带给身体的影响。

古人没有先进的仪器来观察天象，他们靠太阳的变化指导生产，靠月亮的阴晴圆缺变化指导生活。顺时而为，合时而作，踩着时间的节拍，这样就会生活得更健康。

喜欢花卉的朋友会注意到，每到三月下旬，首先开放的是玉兰花，接

> 春夏养阳，
> 秋冬养阴。

下来才轮到樱花、杏花、桃花、李花等。这就是"守时"，大自然给我们做了一个很好的示范。

我们经常听到一些人议论明星，说这个明星"过气"了，过气了，不是说"断气"了，而是说他过了这个时节。著名小说《小二黑结婚》里，二诸葛天天计算农时，结果耽误了生产，一年都没有收成。这些事情说明错过时节，再努力、再辛苦恐怕也很难有好的效果。该插秧的时候，没有插秧，农民跑去跟秧苗说："我努把力补上，把成熟时节往后顺延一个月。"很显然，这是不可能的。

因此，自我调养需要尊重时节。

而现实的情况是，一些朋友的生活离自然相差太远，或者不按时节的鼓点走。于是，各种各样的疾病接踵而至。

比如，一些上班族早上要吃一个苹果，一年四季如此。不过，让我们想一想，苹果本来是秋天成熟的，那时候人的身体开始"收藏"，苹果帮助身体收藏气血。而春天，身体主"生发"，气是从内往外的，我们有一句成语叫"春意盎然"，说的就是这个意思。所以，春夏吃苹果，人为地把生发之气往回压，对调养并不好。利用苹果

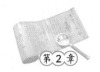

排毒不在此例，如果春夏吃，就要同时补充酶。

现在市面上有很多反季节蔬菜，虽然满足了人们的口腹之欲，但是对身体未必就有好处。在冬天，身体主藏，它正在养精蓄锐，以待来年，就像地底下的种子，正在涵养精力，以便来年长得欣欣向荣。而这时候，人们吃春夏季节蔬菜，就给身体传递了一个信息——春天来了，该醒醒了。显然，这是个错误的信息，必然给身体带来不良的影响。

《黄帝内经》说："逆春气，则少阳不生，肝气内变。"这句话的意思是违背了春天之气，少阳之气就不能生发，便会使肝气郁结发生病变。

我们常常说，中国古人非常有智慧，这种智慧表现在方方面面，但归结起来就是尊重自然。举个例子，看古装剧的朋友，常常会听到一句台词：秋后问斩。为什么不在春天呢？因为春天是生发季节，是欣欣向荣的季节。美好的事情放在春天做，杀人的事情放在秋天肃杀之气产生后再去做，这就是尊重时令的表现。

所以，我们最好按照大自然给我们的馈赠饮食，到什么季节，吃什么水果蔬菜；到什么季节，做什么事情，踩着时节的鼓点走，这对自我调养是大有裨益的。

（二）合"身"而为

《黄帝内经》中有几句话非常重要："不知持满，不时御神，务快其心，逆于生乐，起居无节，故半百而衰也。"这几句话的意思是：不知道保持精血充盈，不懂得静心持守，只是追求快感，作息没有规律，所以，五十岁就衰老了。

《黄帝内经》的话，道出了人与自然同"频"的重要性。那么，要跟自然"同频"，除了合时而作，很关键的是还要合"身"而为。在前面给到的医案中，大家已经能够看出，朱丹溪诊疗每一个病人，都遵循了合"身"而为的规则。在前一小节，我们探讨了自我调养要做得好，人就要与时节同拍。这一节，我们要研究的是人与自己的身体同节奏，不能违背身体的机能做事情。

不知大家是否留意过这个问题：为什么每次地震之前，动物们都能有所反应？而人却感觉不到。

按理说，人是最高级的生物，应该能够感知。然而，随着科技进步，我们对科技越来越依赖，于是在很多方面，人的本能在退化，触觉已经不再敏感，甚至开始麻木。就好像我们去医院治病，一些医生常常让病人使用抗生素，久而久之让身体对抗生素产生了依赖，进而削弱了免疫系统的能力。从长远来看，不利于自我调养，也不利于健康。

合"身"而为，目的是要让身体的机能发挥最大的潜能。

不过，现实生活里，一些做法不仅没有发挥身体潜能，甚至跟身体自身发展规律相违背，这么做，无论看上去有多少所谓科学根据，都是不可取的。

在上个世纪90年代初，从美国传进来一种雌性激素药，说这药在美国疗效很好，很受欢迎。

大家都知道，女性到了虚岁49的时候，就该闭经了。伴随闭经的是盗汗、烘热、脾气不好等症状，口服这种雌性激素片就可以缓解这些症状。吃了这样的药，月经又来了，盗汗、脾气坏的毛病也没有了。一些女士还暗自庆幸，没有闭经，说明自己年轻了。一时间，这种药在中国女性中也大受欢迎。

但是，当时一位中医学家就提出了质疑，原因很简单：这违背了中医顺应自然的"道"。无论医药公司怎么解释，说用了什么配方，

等"神"跟上自己的脚步。

用了什么仪器制作，那都是"法、术、器"层面的问题，顺应自然是一种哲学，是"道"的层面。后来，科学也验证了，长期用此药，可能诱发乳腺癌。这证明了，科技发展也得尊重身体发育规律，就像生孩子，无论剖腹产技术多么高明，总是没有顺产的结果好，因为顺产是最自然的方式。

从这些事上，可以又一次验证我们第一章的观点：自我调养，找对方向很重要。方向之"道"能让我们甄别什么是可行的，什么是不行的，能解除我们的迷茫感。

古人有一句话叫"日出而作，日落而栖"，此话很有深意。它告诉了我们身体应该有的节奏：天黑了，让身体好好休息，积蓄能量；太阳出来了，就该起床活动了。不过，许多朋友不这样做，天黑了，他们打开电灯，挑灯夜战。有人说，我晚上才有灵感，可以晚上干活，白天睡觉。也许，他觉得白天补七个小时的觉，总量没有变啊。根据"日出而作，日落而栖"这个古语，我们也就明白，觉不是睡得越多越好，关键是按自然规律作息，这样才真正有利于健康。

在非洲，有一个古老的民族，他们或许没有多少现代知识，却非常有智慧。他们走路过快的话，隔一段时间就停下来，不是因为累，而是"等神跟上自己的脚步"。这里的"神"指的是我们的"心神"、身体。而现在我们的节奏太快了，我们不仅在地上走得太快，而且早已飞起来了，我们飞到美国，第一件事就是"倒时差"，"倒时差"就是"等神跟上我们的脚步"，然后，以合乎身体的节奏继续前行。

◎ 饮食茹淡，顾护胃气

纵口固快一时，积久必为灾害；瞻彼昧者，因纵口味，五味之过，疾病蜂起。

——朱丹溪

（一）饮食清淡有节制

《皇帝内经》说："五味之美，不可胜极。""五味入口，藏于肠胃，味有所藏，以养五气。"

"人由气生，气由神往。"所以，自我调养中，养气是至关重要的。那么，要怎样通过自我调养，达到气血充盈，神清气爽呢？我们先看看朱丹溪两个医案，希望从这两个案子中，能有所启发。

朱丹溪家族中有一个七十多岁的老人，一到夏秋季节，没玩没了地拉肚子，找了许多医生，也没能根治。最后，老人找到了朱丹溪，朱丹溪详细询问了他的个性、生活习惯，发现他有一个奇怪的嗜好：吃鲤鱼。他是天天吃，月月吃，三年下来，吃了一千多条鲤鱼。大家都知道，鲤鱼有一个功效：利水。那么，吃利水的鲤鱼怎么会不停地拉肚子呢？

第二个医案：黄先生是一个小官，家庭幸福，衣食无忧，每天大鱼大肉。后来，他患上了消渴症，多饮、多食、多尿，越来越消瘦。许多医生来诊断，说你这病没什么大不了，只要注意营养，很快就会好的。怎么加强营养呢？吃黄色公鸡最好！

这回可有些夸张了，几年里，黄先生吃了一千多只黄色公鸡，病不仅没有好，反而经常呕吐、胸闷、怕风，怕到要在地上垫糠，窗户纸要双层，他才能站起来，勉强走十几步路，可以说，他虚弱到了极点。没有办法，家人辗转找到了朱丹溪。

那么，朱丹溪怎么处理这两个病例的呢？

在介绍处理手法之前，我们先看看本节开头那句话，朱丹溪说："纵口固快一时，积久必为灾害；瞻彼昧者，因纵口味，五味之过，疾病蜂起。"这句话的意思是：如果图一时之快，暴饮暴食，长久下去，对身体将造成很大伤害；如果贪图各种厚重口味，必会导致疾病丛生。这句话，已经为接下来的分析做了些许注解。

对第一个医案，朱丹溪认为，老人的病就是吃鲤鱼过多导致的。鲤鱼利水，不过，凡事都要有"度"，过量了，就会助湿生痰，这些东西就会淤积在肠胃里，在肠壁上形成厚厚一层"垃圾"，让其他营养物质无法摄入，自然影响"气"的运行，长期下去，就会生病。只有将这些淤积的东西"吐、泄"出来，让肠胃干净、清爽，老人才会痊愈。

> 要管理好厨房，才能少进药房；要管理好饮食，才能真正健康。

第二个医案中，朱丹溪给黄先生一把脉，非常肯定地说："你这病就是吃出来的，先别吃肉了。"跟上一个案例中的老先生一样，黄先生肠胃里也淤积了太多东西。朱丹溪开了暖胃行气的方子，黄先生吐了许多黏液，病情慢慢好转。可是，这位黄先生还真有些馋，不能吃鸡，就用鸡汤泡饭吃。这一吃，病情又出现反转了，朱丹溪批评了他，要他"忌口"，要清淡饮食，不要再闻肉味。几个月过去，黄先生的病终于痊愈了。

这两个医案，让我们不由自主地想起了《生命乐章》里的一句话：要把厨房当药房。因为，许多疾病是"吃"出来的，要管理好"厨房"，才能少进药房；要

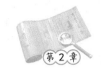
管理好饮食，才能真正健康。

所以说，我们应该牢记世界营养学界权威柯林·坎贝尔说过的一句话："死亡，是吃出来的。"

朱丹溪说人要健康，必须正心、收心、养心。其中，收心就是要克制自己的欲望，欲望中就包括对美食的欲望。现在，生活条件好了，许多人遇上好吃的就拼命多吃，或者天天大鱼大肉，重口味，不能克制自己的欲望，这样就会影响身体的健康。

同时，过多地摄入肥美、甘甜、厚腻的食物，会导致营养过剩，过多的营养堆积在一起，不能被人体吸收，则极易形成痰。就如《黄帝内经》所说："肥者令人内热，甘者令人中满。""脂肪"堆积，在人体37度的条件下，这些东西会腐烂，成为一堆垃圾，影响着肠胃的运作。肠胃乃五脏之神，肠胃运作不好，将逐渐地影响到肝脏、胆囊、脾脏，形成一个恶性循环，然后百病丛生。

有人会说，清淡了，会不会营养不足？其实，只要素食吃得合理，不用担心清淡饮食会导致营养不足。如自然疗法之父格森博士就说过："素食餐饮中已包含大量天然营养素——只要食用大自然给我们的恩赐，就能够恢复并长保健康。"

（二）素食疗法

《救命饮食》作者，有世界营养学界的"爱因斯坦"之称的坎贝尔总结了他们划时代的研究成果："吃动物性蛋白质最多者，有最高的患心脏病、癌症和糖尿病几率。"他们认为："动物性的食物吃得越少，对健康的好处就越多——即使热量只降低了10%，甚至为零。所以，对动物性食物摄取的最理想比例是零，这个主张不是没有道理的，至少对那些已出现慢性病征兆的人来说，更是如此。"

比如，因为胰脏功能不健全时，才出现了糖尿病，而胰脏的主要成分是钾，所以要补充钾。蔬菜中含钾量是最丰富的，尤其是钾对钠的比例，蔬菜是鱼肉的一百倍。

其实，很早以前，由于生活条件所限，大多数老百姓一辈子不得不以素食为主，很少有机会大鱼大肉，而这些老百姓却很少得病。坎贝尔在《中国健康报告》里，比较了中美两国的饮食习惯后，得出了惊人的结论。他认为健康跟饮食密切相关，而素食是最好的饮食方式，对于疗愈癌症甚至许多慢性病都有很好的功效。

我们通过权威人士的实验已经对素食的好处有所了解，那么，我们再换一个角度来分析这个问题，如果长期吃肉，甚至大鱼大肉，很少吃蔬菜水果，会发生什么事呢？

中医理论讲，人要健康，必须气血足，经络通畅。气血不足，经络不通，一定会百病丛生，而血液的良性循环是气血充足的保证。不过，如果血液变得浓稠，就会让血液良性循环变得越来越困难，而动物性蛋白质流动性差，是最容易使血液变得浓稠的物质。

与食肉性动物如狼、狮子相比，人类对动物的消化能力仅仅是它们的二十分之一。所以，我们吃进去的动物性蛋白，大多数会在没有完全被消化的时候进入小肠，80%会腐败，20%进入血液中，一部分被肝脏吸收，形成尿酸等废弃物。随着动物性蛋白越积越多，肝脏的负担越来越重，胆管中会形成越来越多的结石，降低了分解蛋白质的能力，一个恶性循环开始形成。

当血液变得黏稠，身体自我调节机制出现了，为了让血液恢复流动性，避免因血液流动不畅引发心脏病或者中风，身体会将这些蛋白质丢进细胞周围的液体中，这样可以让血液变稀，暂时避免了心脏病和中风的发生。但是，身体顾不上那么多，这些被丢弃在细胞周围的蛋白质越聚越多，就会形成一种胶装物质，那些要前往细胞里面的营养物质被浓稠的胶装物质牢牢困住，细胞长时间缺乏营养，就会死亡，或者在"垃圾堆里"捡食物自救，这便是发生癌症病变的开始。

另外，我们知道淋巴系统主要工作是清除由细胞生产的代谢废弃物，并清除它们的毒性。每一天，它要从身上清除300亿个细胞残骸。细胞的主要成分是蛋白质，而现在大量摄入动物性蛋白，让淋巴系统被迫要清除更多的蛋白质，大大增加了淋巴系统的工作压力，结果是导致淋巴流的阻塞和液体滞留，失去代谢的能力，让废弃物留在了体内。

在《生命乐章》中，我们专门用了一节写"病是堵出来的"，而无节制地摄入动物性蛋白，就是让身体"堵车"的罪魁祸首之一。

> 果蔬才是你自我调养的真正良药。

大家明白了大量食肉给身体带来的问题，而诸多临床病例也验证了大量食肉对身体，尤其是疾病的疗愈没有好处，而素食却能很好地疗愈多种疾病。为此，自然疗法之父马克斯·葛森博士还提出了一个人每一天需要的"13杯果蔬汁"，因为新鲜的果蔬汁几乎含有所有的营养素：维生素、矿物质、酶、植物性化合物、草药，以及其他重要的物质，甚至还有蛋白质。葛森博士认为："任何一位病人和健康良好的人，每天经常饮用有机栽培蔬果制作的新鲜果蔬汁，对于重获和维持健康都是极为重要的。"

著名的营养学家亨利·毕勒博士在他的名著《食物才是你的良药》中说："蔬菜才是你自我调养的真正良药。"而在自我调养过程中，正确做法是摄入均衡的蔬果饮食，这也是预防癌症最有效的方法。

（三）"过午不食"

翻开朱丹溪的医案，节制饮食的例子比比皆是。

在古代，中医和佛教节制饮食有一条叫"过午不食"，也就是下午一点钟之后不再吃饭。也许有人会问：这么长时间，我饿了怎么办？

大家或许读过名著《李自成》，它的作者——著名作家姚雪垠小时候身体很羸弱，中年之后，身体却越来越好。记者问他原因，姚先生说从三十岁以后，他晚餐不再像以前那样吃很多，吃"厚味"，而是改喝清淡的粥、果蔬汁等流食。姚雪垠长期坚持下去，不仅改变了羸弱的体质，还比大多数同龄人更健康。

明朝永乐皇帝朱棣有一个宠臣叫胡广，朱棣为什么宠他呢？因为这个人有个优点：口风紧。皇帝跟他说什么话，永远不会走漏出去，但这人有个皇帝很讨厌的毛病——爱吃晚饭。皇帝就质问他，为什么要吃晚饭？胡广说："自己从小就营养不良，因此要补补，一天要多吃几顿。"既然这么说，皇帝也就没有追问。从此，胡广更加肆无忌惮，晚餐什么好吃就吃什么，不仅吃晚饭，还吃宵夜。结果，晚餐并没有让他健康起来，而是毛病越来越多。最后，37岁，正当可以在政治上大展宏图的时候，他去世了。

的确，晚餐暴饮暴食，对身体是一种很大的伤害。

我们可以想想，晚上吃了很多，当我们休息的时候，胃肠肝胆却要不断地"加班工作"。一个人天天加夜班，都受不了，胃肠肝胆能受得了？长期下去，必然导致胃肠肝胆功能衰退。很多人早上起床，一打嗝，嘴里是昨天晚餐的菜味儿，这证明你的胃肠功能已经不好了，晚餐还在胃里没有完全消化。

另一方面，睡觉是不消耗热量的，晚餐却吃进去了大量热量，这些热量很容易转化为脂肪，积存在肾囊里，于是，就出现了"大肚子"；这些脂肪有的也积存在皮下、血液、心肌、肝脏等地方，长期下去，它们阻碍营养物质的吸收，造成人体功能的减退。

早餐像国王那样吃，午餐像平民那样吃，晚餐像乞丐那样吃。

我们常说吃饭"七分饱"，这不仅仅是指每一顿饭不要暴饮暴食，也是指一天要做到"七分饱"。过去几十年，人们常常饿肚子，因此对吃十分在意，见面就问候："你吃了吗？"我们害怕孩子们吃不饱，害怕父母吃不饱，餐聚的时候，不管是不是晚上，总是拼命往孩子、老人碗里夹菜，认为这样才能表达爱心、孝心，殊不知这么做对健康往往没有益处。

例如，朱丹溪当年治好了母亲的病后，对七十岁的老母亲，她要求尽量少吃肉食，多吃青菜、果蔬、粗粮，当然，那时候不吃晚餐。邻居们很不理解，认为朱丹溪不孝。朱丹溪却说，我这样做，让母亲没有病痛之苦，而且健康长寿，才是真正的孝啊。

朱丹溪的观念是不是能给到我们很深的启发呢？

◎ "谨四虚"

"远彼帷薄，放心乃收，饮食甘美，身安病瘳。"

——朱丹溪

（一）精神内守

在朱丹溪看来，要让自我调养发挥出好的效果，有一个很重要的环节要把握住，那就是节制房事，为此，他明确提出了"谨四虚"。在讲"谨四虚"之前，我们先谈谈《黄帝内经》中所说的"精神内守"对自我调养的意义，这对我们理解朱丹溪的"谨四虚"会有帮助。

"精神"是两个概念：精和神，这里的"精"主要是"阴精"，"神"是我们身体的"元气"。如果我们的精、神没能固守在体内，外露了，对身体是很不好的。所以，《黄帝内经》提出"精神内守"的概念。

"阴精"是一个中医概念，包含很多成分，比如胃液、精液等。本节主要指肾精精液。

对自我调养有所了解的朋友都知道，"肾乃先天之本，脾胃乃后天之本。"这句话的意思是肾精的量先天已经决定了，用一点就少一点，非常珍贵，是身体之本，这是中医主张节欲的重要理论基础。

有些人说，肾精不就那么几克蛋白质吗？真有这么重要？

有一位中医学家打了一个很有意思的比方：钻石的主要成分是碳，铅笔的主要成分也是碳，但没有一个人拿着一只铅笔去求婚。

肾精的形成，消耗了身体非常多的能量，而现在一些人却"精神不内守"，也就是身体藏不住精。就像《红楼梦》里单相思王熙凤的贾瑞一样，经常遗精，最后脱精而亡。《黄帝内经》说"精神内守，病安从来"，意思是如果能够固持住阴精，病从哪里来呢？所以，男士要调养好身体，"精神内守"很重要，要做到"精神内守"，要有正确健康的生活方式，有规律的作息。

那么，对于女性来说，"精神内守"是怎么回事呢？

坐月子的过程就是滋补缺失的阴精。女人的阴精很大一部分是指阴道的润滑液，如果染上病毒，或者其他原因，就会导致这种润滑液流失过多，这同样是失精。

很多妇科疾病就是在坐月子期间因为各种原因落下的。有一些女性不爱惜自己，频繁地人工流产，这样会造成阴精的大量流失，或许开始没有什么反应，往后处理不好，就会带来多种疾病。

精神内守，
病安从来。

精、神是人体中最宝贵的精微物质，是我们健康的基础，民间有曰："一滴精，三滴血"，可见其珍贵。所以说，自我调养，一定要懂得节制欲望，让"精神"内守，充盈我们的身体，而不是让精、神外露，导致精、神流失。

（二）"谨四虚"

在上一小节，我们谈到了"精神内守"的重要性。可以想象，如果一个人放纵自己的欲望，将很难做到"精神内守"，就更难达到身心健康了。

宋人杨时说："目则欲色，耳则欲声。"人的身体成熟之后，就会对声色产生兴趣，各种欲望不断滋生。就像《黄帝内经》所说："以酒为浆，以妄为常，醉以入房，以欲竭其精，以耗散其真。"这段话的意思是，如果像喝水那样喝酒，心中充满各种妄念，喝完酒行房事，这样，体内阴精将被欲望耗尽，真气也将消散。朱丹溪也说："心火起于欲念，将耗损阴精，阴精没了，生命也就停止了。"

我们从朱丹溪的一个医案说起：

有一个好色的人娶了四个小妾，然后，每一天晚上他就跟这些小妾寻欢作乐。突然，有一天他中风了，从此半身不遂。他找到朱丹溪，经过诊断，朱丹溪认为他半身不遂是因为无节制的房事导致体内相火太旺，耗损了阴精造成的。

朱丹溪认为，阳常有余而阴常不足，所以，人应该注意滋阴，而"远彼帷薄，放心乃收，饮食甘美，身安病廖"是很重要的方式。就是说人要节制房事，饮食也很注意，那么身体就很安康，疾病也就少了。

怎样节制房事？朱丹溪提出了"谨四虚"，这里给大家提出来，以供参考。

第一虚：年之虚。一年有四季，对于身体来说，阴阳协调百病消。夏季炎热，属阳，这时候要养阴，才能平衡阴阳；冬季寒冷，主藏，更不该心火妄动，因此，

51

这两个季节都应该减少或者杜绝房事。

第二虚：月之虚。有一句诗叫"春宵一刻值千金"，大年三十，我们吃年夜饭；正月十五，我们叫元宵节，为什么不叫元夜节，把年夜饭改成"年宵饭"？

这里面充满了智慧。

大年三十，天上看不见月亮，所以叫"夜"；正月十五，月儿圆圆高高挂，所以叫"宵"。同在晚上，有无月亮是区别"夜、宵"的关键。再联系上面一句话"春宵一刻值千金"，说明古人很早就懂得在月圆之夜行房是最好的。这也正是朱丹溪"月之虚"所主张的，这顺应了自然规律。而现代医学也验证了，月圆之夜，男女的激素水平比平时要高。

第三虚：日之虚。气候急剧变化、喝酒之后、情绪波动很大都不要行房事。

酒后行房，容易透支自己的"阴精"。酒能让肝火亢奋，麻痹自己，进而失去对"肾精"的控制，长期下去，肾精不足，就会摧垮自己的身体。

另外，酒后受孕的孩子，容易造成智力上的缺陷。大家都知道，陶渊明、李白都喜欢喝酒，非常遗憾，他们的孩子中有好几个都是智障的。陶渊明还在书中自叹这都是"杯中物"给害的。

第四虚：病后之虚。大病初愈后，不要进行房事，因为这个时候病刚刚好，人还非常虚弱，此时行房，有可能让身体更加虚弱，甚至造成病情的反复。

◎ 老人、儿童的健康养护

君子爱人以德，小人爱人以姑息

——朱丹溪

（一）老人的健康养护

"家有老人是个宝"，如何让父母、老人生活得更健康，更长寿，是这一节要探讨的问题。

朱丹溪在行医中，特别重视老年人和儿童的健康调养问题，留下了许多的医案。

一个老人因为呕痰，胸口发闷，气喘不停，朱丹溪诊治后，认为老人因为饮食不当引发了寒热，再加上年迈脾虚，内有痰湿，外有寒热，他认为必须先健脾益气，然后再止呕下气，最后通过饮食进行多方面调理，才能治好老人的病。

朱丹溪年轻的时候，他的母亲就多痰饮之病，后来经过他的治疗，通过"保养真阴"，注重茹淡饮食，在母亲七十岁的时候，痰饮病就好了。不过，七十岁之后，有一次，母亲大便干燥，朱丹溪用新牛乳、猪油熬成糜粥让母亲服用，果然，效果很好，母亲大便通利了。然而，第二年，母亲却出现了严重的症状："郁为黏痰，发为肋疮，连日作楚"，十分痛苦。朱丹溪苦苦思索，终于想出了解救母亲的根本方法——节养之法，同时给母亲补胃补血。经过调养，母亲身体彻底康复，直到临终都没有再生过病。

从这两个案例可以看出，在朱丹溪看来，当人上了一定年纪，身体机能一定会发生变化，一些病症自然而然地就会显现出来，"人生至六十、七十以后，精血俱耗……"《黄帝内经》也说："人体七十，脾气虚。"所以，越是老年人越要注意保养真阴，注意脾胃的调养。

现在相当多的老人脾胃不好，导致虚火旺盛。许多人恐怕有这样的体验：老人容易光火，常常为了一点芝麻小事就上火了。在朱丹溪看来，这就是虚热的表现，所以，不能吃辛热的食物，比如烧烤的、香辣的、肥腻的都不要吃，至少要少吃。

要养好老人的身体，必须顾好脾胃，养脾胃是老年人自我调养的重中之重。要养好脾胃，饮食就显得十分重要。在中国古代，食疗和药疗是同源的。新谷弘实也说："你的健康取决于你所摄入的食物。"他甚至认为是食物造就了我们人类。对于老年人来说，更是如此。

在广西有一个叫巴马的地方，是世界上公认的最长寿的地方。除了这个地方纯净的山水滋养外，还给老人们养老提供了很多启示。这里的老人们很少吃肉，主要吃青菜、喝粥、偶尔吃鱼，一天只吃两顿饭。我的一个企业家学员曾专门到这里探讨长寿秘诀，他发现，老人们的健康长寿就是正确饮食的结果。

除了正确饮食，还有没有好的方法来调养脾胃呢？

国医大师路志正老先生提供了一套简单易行的方法。每天起床后睡觉前，平躺在床上，两手重叠放在腹部，顺时针揉32圈，然后逆时针再揉32圈。这样可以帮助肠胃蠕动。做这个运动，关键是我们要心无旁骛。许多人一边揉着腹部，脑子里却想着其他问题，心神不一，气血就不顺。

生命在于运动，对于老人来说，散步这样的不太剧烈的运动是最合适的。不要多快，时间可以长一点，尤其是在饭后，促进肠道的蠕动，有利于消化。

散步还有一个重要的目的是放松。放松也有利于促

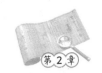

进肠胃通畅，如果一边散步，一边想着家庭琐事，心有杂念，这样的散步，对健康的帮助会大打折扣。所以，散步的时候需要投入，真正地放轻松，享受锻炼带来的愉悦。

（二）儿童的健康养护

《黄帝内经》说："婴儿者，其肉脆血少气弱"，"小儿脏腑之气软弱，亦虚亦实。"

朱丹溪在继承《黄帝内经》的思想基础上，对儿科提出了许多独到的见解。他认为对幼儿最重要的除了生理发育，关键还要落实"教"，注意孩子的德行培养。本节，我们主要集中在儿童健康调养方面。

朱丹溪认为幼儿首先面临的是"脾肠不足"这一生理特点，所以，喂养方法显得非常重要。他说："肠胃尚脆而窄，若稠粘干硬，酸成甜辣，……但是发热难化之物，皆宜禁绝。"同时还告诫哺乳之母："乳子之母，尤宜谨节……病气到乳，汁必凝滞……"上面这两句的意思是，幼儿的肠胃非常小而且脆弱，这时候必须禁绝粘稠干硬、酸甜辛辣的食物。如果是母乳，就必须更加谨慎，自己的病毒可能带到乳汁里，让乳汁凝滞。

在朱丹溪看来，儿童的健康养护，也应该从养护肠胃开始。

我们知道，婴儿刚出生，各个器官还没有发育成熟，尤其是肠胃的肌肉非常薄弱，没有能力将食物磨碎，器官分泌的各种消化酶也很少，这就需要给孩子喂母乳、奶糊状杂粮粥汤。

食物的形态对婴幼儿的健康调养很重要。

如果我们把眼光拉长一些，可以发现，当一个人病得很厉害的时候，也需要给他喂粥或者流食。也就是说液体的、糊状的食物分子结构小，可以直接经过消化道黏膜上皮细胞进入血液循环。这就是西方营养学里所称的"要素饮食"：食物的形态影响着营养的吸收。

现在有一些家长可能太忙，或者因为其他原因，没能帮一岁左右的孩子将食物捣碎。经过一段时间，家长发现原本白白胖胖的孩子变瘦了，气色也有些暗，还常常感冒生病，这个问题的根结或许就在饮食上。孩子的牙齿没有长全，酶分泌不足，胃肠蠕动的力量不够，根本没有能力将吃下去的大块东西变成肠道可以吸收的营养物质，长期下去，营养不足，抵抗力下降，就变瘦、变得容易生病了。因此，在孩子两岁以前，应该尽量地将食物剁碎，以便于孩子消化吸收。

当孩子牙齿发育完全，肠胃可以有力地蠕动，可以自主饮食的时候，又要特别注意朱丹溪所说的"节制饮食"。如果饮食没有节制，对肠胃会造成很大伤害。朱丹溪说，假若不懂得节制，"筋骨柔弱，有疾则不能忌口以自养，居丧则不能食素以尽礼，小节不谨大义亦亏。"这句话的意思是，饮食没有节制，最后身体变差，生病的时候不能忌口养病，居丧的时候不能吃素以尽孝道之礼。虽然吃饭这件事看起来很小，但是不注意会影响身体，甚至导致丧失纲常伦理。可见，朱丹溪认为节制饮食不仅对身体健康，还对儿童德行的养成也很重要。

[第3章]

朱丹溪自我疗愈之"身体密码"

·本章导读·

不知大家注意到这样一个细节没有，比如在秋天，我们穿上秋裤就比较舒服；而在春天，同样的温度，穿上秋裤就很难受，也因此，这条裤子叫"秋裤"，而不叫"春裤"。这是为什么呢？

其实，这个小细节背后，有很大的学问。

春天和秋天虽然温度差不多，但是，我们的"身体"却很不一样，我们身体"气"的流动方向发生了变化。春天，气从内往外发散，所以，穿上秋裤阻挡了气的流动，身体会感觉别扭；秋天，气从外往内聚敛，秋裤可以为我们遮蔽阴寒，因此，人感觉舒服。

为什么会有这么多的讲究呢？这就要从了解"身体"本身开始。

这正是本章要为读者解决的问题。

　　本章从自我调养的角度出发，带着"我们的身体结构是怎样的？它到底是怎么运作的？"等问题，跟随朱丹溪一起，"解码"我们的"身体"。

◎ 阴阳调和保健康

善诊者，察色按脉，先别阴阳。

——《黄帝内经》

（一）"生之本，本于阴阳"

许多对中医不是很了解的朋友，会有疑问：怎么一提中医，好像就要讲阴阳平衡，那么，什么是阴阳呢？

《黄帝内经》说："人生有形，不离阴阳。""阴阳者，天地之道也，万物之纲纪，变化之父母，生杀之本始，神明之府也，治病必求于本。"这两段话的意思是，人之所以存在，离不开阴阳。所谓阴阳，囊括了天地万物运动变化的规律，治病必须从调和阴阳开始，这是治病之本。朱丹溪在治病、自我调养的时候，始终坚持从阴阳调合的角度来看待，这也是他"治病必求于本"的"本"。

中国古人根据大自然的演变规律，非常智慧地用阴阳来诠释宇宙运行。对于我们普通人来说，阴阳也不玄妙。太阳属阳，月亮属阴；白天属阳，晚上属阴；运动属阳，静止属阴；男人属阳，女人属阴……《黄帝内经》说"阳化气，阴成形"，比如你的肉体为形，所以属阴，你运动，则属阳。

在我们一生中，有四个耳熟能详的词：生、老、病、死。从某种程度上说，生，其实就是阴阳两种能量在体内的聚合，获得了暂时的统一；老，指的是阴阳在体内不断衰减的过程；病，说明阴阳在体内不能达到调和，失去了平衡；死，指的是阴阳统一体的瓦解。

如果把我们的身体比作一个天平，阴阳在两头，两者保持平衡，这个天平才能维持最好的状态。人身体上的病成千上万种，有许多新病在不

> 人生有形，不离阴阳。

断发生，还有许多疑难杂症。朱丹溪之所以有"杂症找丹溪"的美誉，根源就在于不论是什么样的病，在他看来，病理只有一个：阴阳不调。将阴阳调理好，病自然就消失了。

宇宙由阴阳组成，因此我们看到太阳、月亮、白天、黑夜；世界由阴阳组成，因此我们看到男女、雌雄、高低、快慢，等等。而我们的身体就是一个小宇

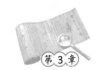

宙，小世界。阴阳藏于我们身体每一个部位，比如肾有肾阴、肾阳；肝有肝阴、肝阳……以此类推，每个部位的阴阳必须平衡，各个脏器之间的阴阳也要平衡。

人体内阴阳是怎么运行的呢？

阳在人体内表现为火，阴表现为人体的水。我们拿心脏来举例，如果是心阳不足，整个人体就像失去太阳一样，不再阳光明媚，身体就会笼罩在阴云之中，甚至发生洪涝。这时候，人就会浑身发冷，没有精神。用西医仪器诊断，有可能是心脏病甚至心衰竭了。如果是心阴不足，意思是整个心得不到滋养，就像一台运动的汽车没有上机油，这会造成车的巨大耗损。心脏在干燥的环境中空转，会导致心悸气短、精神疲乏，检查的结果很可能是心律不齐，还是心脏病。

胃的阴阳失去平衡，胃火大了，胃就会始终处于亢奋状态，吃进去的东西很快就会消化完，人就会吃得多，饿得很快。肾火大了，就控制不住水分，尿液就多，总想小便……

其他脏器以及身体各个脏器之间的运行也是这样，只要阴阳不调和就一定会出现问题。

今天，我们一打开电视，常看到"东边日出西边雨"，这边闹水灾，忙着抗洪抢险；另一边闹旱灾，期盼天降甘霖，这都是局部的生态系统平衡被打破了。怎么解决这个问题呢？修筑堤坝，修灌溉渠都是治标不治本的。真正好的做法是封山育林，涵养生态，让生态系统达到平衡，自然风调雨顺了。

人体阴阳不调和，也就是人体的生态平衡被打破了。从某种角度来说，自我调养就是"封山育林"，让身体重新恢复"生态平衡"。当身体的"生态系统"平衡了，自然会全身通泰，面色红润，正气充足，疾病难以入侵。

（二）"法于阴阳，和于术数"

我们先看朱丹溪的一个医案。

有一个叫郑叔鲁的学子，二十多岁，为了考取功名，非常努力，每天晚上读书学习到四更天还没有睡。突然，他得了一种怪病，只要盖上被子，就会遗精，掀开被子什么事也没有，但是，不盖被子睡不好觉。没有几天，郑叔鲁受不了啦，神情疲惫，饮食也不断减少，情况越来越严重。朱丹溪详细询问了病情之后，认为小郑的病是由于读书太过用心，肝火、心火太旺，阳气太

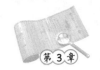

旺，再加上晚上睡不好觉，血不归肝，肾水不足，导致"火乘阴虚"，精关不固。朱丹溪开了补阴虚、降阳火的方子，调和了阴阳，郑叔鲁的病慢慢就好了。

正是从阴阳调和的角度，朱丹溪解决了郑叔鲁遗精的问题。在自我调养中，我们怎么来调和阴阳呢？

其实，《黄帝内经》在讲述阴阳为人生之本的时候，已经给了我们阴阳调和的方法。《黄帝内经》说："法于阴阳，和于术数。"

法于阴阳，就是取法于阴阳，向阴阳变化学习。比如，白天属阳，晚上属阴；春夏属阳，秋冬属阴，我们按照大自然看得见的"阴阳"来调理身体看不见的阴阳。白天到了，太阳出来了，我们也该起床活动了，这属阳；晚上，属阴，我们好好睡觉休息。春生、夏长、秋收、冬藏，我们让身体随着大自然这个"阴阳"老师的节奏律动，就能将阴阳调理好。

很多人生病，往往就是不遵循"阴阳"规律造成的。就像上面医案的主人公郑叔鲁一样，每天晚上不休息，挑灯夜战读书到天明，长期下去，阴阳失去平衡，就非常容易生病。

"法于阴阳"后面还有一个"和于术数"，这跟我们调节阴阳有什么关系呢？

和于术数，术，有两层意思，一是预测未来的一种本领，另一层意思指的是职业。

至于"数"，从阴阳的角度看，奇数属阳，也就是1、3、5、7、9属阳，偶数属阴，0、2、4、6、8属阴，8和9属于极阴极阳的数字。我们到故宫去旅游，就发现到处都取"9"这个数字，在古代，只有皇帝能用"9"。

许多朋友喜欢8或者9这样的数字，觉得这两个数字吉利，可以让自己"发"或者"长长久久"。不过，到底哪个数字更适合自己，或许也有一些讲究。比如你阳气特别旺，选一个属阴的数字；阴气重，选一个属阳的数字，阴阳调和，即所谓和于术数。

吃饭就是调阴阳。

当然，"和于术数"最重要的意涵是职业要"和"。

孟子说"术不可不慎"，意思是选择职业不可不慎重。俗话说"男怕入错行，女怕嫁错郎"，也是这个意思。这说明，聪明的古人早就懂得职业对身心健康的影响非常大。选择职业的目的不仅仅为糊口，还要让人快乐，身心愉悦。假设带着消极的情绪做一件十分不喜欢的工作，时间长了，人就会阴阳失调，健康亮起红灯，因为他违背了"和于术数"的精神。现在一些上班族成了亚健康患者，很大一部分原因是他们并不真心喜欢自己的工作，每一天朝九晚五，身心俱疲，与职业根本"和"不了。

我们从三个方面给大家谈了如何让阴阳调和，希望能给大家带来收获。那么，保持身体阴阳调合，还有一个关键——吃饭。一些名医甚至认为：吃饭就是调阴阳。

我们知道天地协调靠的是风雨雷电，人体阴阳协调很大一部分则是靠食物。食物可以调节人体的阴阳平衡，因为，食材本身也有阴阳，阴性的食物偏寒偏凉，阳性的食物则偏热偏温。如果发现身体偏寒了，可以吃一些属阳的温热食物；身体偏热了，吃属阴的寒凉食物。

我们有意识地调整食材的寒热，让身体达到阴阳平衡，这对自我调养有好处，身体阴阳平衡了，一些疾病往往就自我疗愈了。比如：

一个很漂亮的女白领，脸上长痘痘，就像野火一样，春风吹又生。她买了许多祛痘的药，也不见效。最后，经过一名中医诊脉后，发现她是一味阴虚火旺，导致阴阳不调和，反应在外就是长痘痘。医生了解了她的饮食习惯，终于知道了原因。原来她最爱吃羊肉和川味火锅，羊肉属于阳性食材，川味火锅更是阳性，阳生火，长期吃必然导致阳气太盛而阴气不足。以往医生的治疗，就像给一锅煮沸的水里加些凉水，一时间锅中好像不沸腾了，但是过不了多久，水又会煮起来。最根本的办法就是暂时戒掉最爱吃的属阳的食物，让阴阳达到平衡。后来，女白领接受了医生的意见，停止吃川味火锅和羊肉，竟然没花一分钱，脸上的痘痘便消失了。

所以，当我们了解了身体阴阳属性，并知道怎么调理后，就好像掌握了健康的舵，能将健康最大程度地掌控在自己的手中。

（三）滋阴降火与自我调养

朱丹溪在阴阳调和方面有许多开创性的见解，最著名的是他提出了"阳常有余而阴常不足"的观点。这句话的意思是，很多时候，我们的身体阳气太多太盛，而阴血却不足。

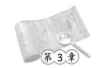
"阳常有余阴常不足"思想的论据主要有三个方面：

第一、多动少静。朱丹溪说："太极动而生阳，静而生阴。"也就是说动属于阳，静属于阴。人们为了生存，需要不停地劳动，动体力，动脑力。过动则相火交织（火将在后面篇章谈到），损耗了阴精阴血，所以，人体阴液常常不足。

第二、阴气难成易亏。男子一般从16岁通精到64岁精绝，一共是48年；女子一般14岁经行到49岁绝经，一共35年，男女阴阳相抵，相差13年。这似乎说明了人体本身就存在着阴血易亏的问题。

第三、情欲无涯论。食色，性也。人的欲望没有止境，人心容易受到声色诱惑而妄动。看看"妄"字，上面一个"亡"，下面一个"女"，按古人意思讲，命丧于女人手中曰"妄"。对此，朱丹溪认为过度的欲望会导致人精血亏损。

虽然对于朱丹溪的观点，后世医学家有不同的看法，不过，有一点是共同的，那就是人体气血难成易亏，调养气血阴阳是防病治病的关键。这和《黄帝内经》的主张一脉相承。

在众多对朱丹溪"阳常有余而阴常不足"思想提出见解的学者中，朱丹溪的好友戴良的见解最为透彻。戴良在《丹溪翁传》中说，朱丹溪的"阳有余阴不足"之说是"远取诸天地日月，近取诸男女之身，曰有余，曰不足……今欲顺阴阳之理，而为摄养之法。"这段话的意思是，朱丹溪"阳常有余阴常不足"的观点是从天地日月，以及我们身体发育角度来谈的……朱丹溪这样提，是为了阴阳平衡而提出的养生方法。

我们研究《格致余论》就会发现，朱丹溪提出这些观点的目的在于通过健康教育的方式让人们认识、重视身心欲望和饮食劳倦过度对健康的危害，并提供给人们一个实用的调养方法：滋阴降火，调和阴阳。

朱丹溪在此理论基础上，创制了大补阴丸，在临床应用上，效果卓越。不过，对于保健调养，应该怎样滋阴降火呢？

我们从一个人说起，就会明白如何滋阴降火，滋阴补肾了。这个人就是乾隆皇帝。

乾隆皇帝始终遵循着朱丹溪滋阴降火的保健思想，然后，结合自身特点来调养。那么，他调养的结果怎样呢？

乾隆皇帝活到了89岁，是中国历史上最长寿的皇帝，在位60年，仅次于他的爷爷康熙在位62年。临终前两天，乾隆皇帝还能敏捷地活动，可以说是无疾而终，颐养天年。在他82岁那年，英国使臣马尔嘎尼率使团访华，见到了乾隆皇帝。马尔嘎尼在回忆录中说，乾隆皇帝精神矍铄，看上去只有60岁而已。

乾隆皇帝80岁，还能骑马射箭，曾在承德围猎。他的兴趣十分广泛，一辈子写了1300多篇文章，40000多首诗；六下江南，三上五台山，名山大川都留下了他风雅的故事以及题词题字。他还喜欢弹琴，玩音乐。乾隆的一生，用今人的话来说就是太精彩了，这辈子太值了。所以，他不免得意地称自己为"十全老人"，"古稀天子"。

乾隆的调养第一点就是注意饮食。按照朱丹溪所说，滋阴首推食疗。"若谷、菽、菜、果、自然冲和之味，有食人补阴之功。"这句话的意思是，谷类、蔬果等自然平淡温和的食物，有滋阴的功效。乾隆皇帝说："老人饮食宜淡薄，每兼蔬菜食之则少病，于身有益。所以农夫身体强壮，至老犹健者，皆此故也。"这句话的意思是，饮食应该清淡一些，每餐多吃蔬菜能减少疾病，对身体有好处。农夫平时很少吃肉，身体却很健壮，就是这个原因。

看得出来，乾隆皇帝遵循了朱丹溪在饮食保健方面的思想。

随着年龄增长，人的身体不断发生变化，乾隆皇帝就会根据自身特点，开一些对应的中草药或者吃滋补食材，让身体气血充盈，阴阳平衡。这就像驾驶小舟一样，不断地调整航向，才能达到健康的彼岸。

朱丹溪滋阴降火第二点是节制欲望，起居有时。古代许多帝王短寿，大多跟不能节制欲望有关。久居深宫，佳丽环伺，如果意志力不够坚定，纵欲过度，会造成肾精亏损，下元不固，未老先衰。乾隆皇帝始终注意节制酒色，每一天作息十分有规律。

另外，乾隆皇帝十分注意保持情绪的轻松愉快，广泛地发展自己的爱好，既有骑马狩猎的"动"，又有琴棋书画的"静"。有人统计，乾隆皇帝七下江南，平均一次要耗费111天，可以说广泛地接触了大自然，让体内气机运作良好。当然，仅仅是知道、了解养生之道是远远不够的，更重要的是做到并能坚持下去。乾隆皇帝的意志力非常强，他将滋阴为主的养生之道坚持了下去，所以突破了皇帝长寿的历史纪录。

　　为了方便人们更好地滋阴降火，朱丹溪还创制了滋阴降火的中草药，除了上文中说到的大补阴丸，还有四物汤等。当然，对于我们来说，最重要的是要知道滋阴的重要性。在平时的饮食中，注意滋阴调养，让阴阳平衡，身体健康。

◎ 气、血、痰与自我调养

"人受天地之气而生，天之阳气为气，地之阴气为血。"

——朱丹溪

（一）气血和，百病消

看朱丹溪上面这句话，就明白气是人的根本。朱丹溪说，人因天地之气而生，阳气为气，地上生的阴气为血。

我们到一个地方，或者去找一所房子，常会脱口而出："这地方没人气。""嗯，这地方挺好，人气挺旺的。"说明"气"已经深入到了中国人的潜意识中。

高明的针灸师，一针扎下去，就知道这人有没有救。因为有救的人，扎下去的针非常紧，证明体内的气还在；扎下去的针松松垮垮的，像是戳一块豆腐，说明这人病得很重，因为体内的气散了。

《黄帝内经》对"气"作出了非常精辟的注解，它

76

将人体中的气称为"人气"，由三部分组成。第一部分是先天之气，又称为精气。精气来自于父母，是气的根本，是定量的，有中医将先天之气比作股票市场上的原始股，也是有道理的。

气为血之帅，
血为气之母。

第二部分是水谷之气。水谷之气来自于食物，是"增发股"，因为人的一生中，要源源不断消耗几百吨食物。每一种食物又接受了天地之气，所以，黄瓜跟茄子不一样，土豆跟红薯不一样，每一种食物的秉性都不一样。因此，食物又分为四气，即寒、热、温、凉。大家看到中医开处方的时候，常常会说："你这病，要忌寒性食物；你这病，要忌凉性的食物。"就是这个道理。

第三部分是来自于自然的清气。自然清气要靠肺的呼吸功能和肾的纳气功能才能吸入人体。不用说，人离了空气一刻钟都活不过。同时，空气对人"气"也十分重要。新鲜的、清新的空气能清肺，置换体内的浊气，让身体之"气"良性循环，助力健康；而糟糕的空气，对人"气"影响巨大，一到雾霾天，医院呼吸科人满为患就是明证。

我们了解了"气"的构成，也明白了气是生命的根本，那么血呢？血是气的依托！如果没有血，气根本就不存在了。气和血相互依存，辩证地存在于我们的身体内。中医有一句话说"气为血之帅，血为气之母"，非常科学地阐述了气血之间的关系。

气血都是身体的根本，我们由此也就知道了，身体健康，气血足是前提，气血和睦是根本。如果气血不和，气虚或者血虚，又或者气血双虚，疾病会随之而来。《黄帝内经》说得很清楚："气血失和，百病乃变化而生。"

那么，在气血和睦方面，朱丹溪有什么见解呢？我们先从他的两个医案讲起。

有一个人病得很厉害，肚子疼、热；同时，头疼欲裂。先前，病人找了好几个医生都没有治好，找到朱丹溪之后，他认真询问了病情，原来这人爱吃面食。朱丹溪认为此人的病就是由吃面引起的，但病根不在面，而在气虚。由于面食是粘滞之物，这人由于气虚，无力运化粘滞之物，导致这些食物堆积在肠胃内，形成了湿邪。所以，朱丹溪给他开了补脾益气的方子，不久，病人便康复了。

有一个二十余岁的年轻人，立秋不久，就发热口渴，天天胡说八道，家人十分惊恐。过了八天，朱丹溪来诊治，发现这个年轻人体型肥胖，皮肤较白，筋骨稍露。朱丹溪把脉，分析病情后，认为年轻人的病情是由于气血双虚造成的。体型肥白是气虚阳虚之体，而筋骨外露则是阴血不足之像。朱丹溪最后开了温补之药，补气养血，半个月后，这位年轻人便康复了。

从第一个医案中，我们看到了朱丹溪对"气"的理解。一个人如果气虚，就无力运化五脏六腑，尤其是肠胃的运作更仰赖气的运动。像第一个医案中的病患，气不足导致食积，食物长期堆积、腐烂，产生毒素，让进入血液的营养物质减少，引起血虚，血乃气之母，血虚之后，气更虚，于是形成一个恶性循环。

对于"气"的调养，朱丹溪主张，首先要保护"元气"。他说："人以气为主……阴阳之所以升降者，气也；血脉之所以流行者，亦气也。营卫之所以转运者，气也；五脏六腑之所以升降者，亦此气也。"那么怎么保护元气？

《黄帝内经》说："恬淡虚无，真气从之。"这就是调养气的方法。用今天的话来说，让身体作主，"真气从之"，"真"就是你的本来面目，用灵性的说法就是要活出"真我"，而不是妄动，这样才能保护好元气。处于这种状态时，真气就能接受我们的"神"的指挥，帮助我们调理身体。

朱丹溪认为养气的第二个关键是养好脾胃之气，这一部分，我们将在后面"脾胃"部分谈到。

第三个方面是以顺气机为紧要。看武侠小说的朋友知道，走火入魔的武林高手，多半是因为体内的气乱掉了。在朱丹溪看来，气不仅要足，更要顺。足而不顺，气在身体里乱窜，必然会生病。

《黄帝内经》中有一句话："气从以顺"，说的就是这个道理。我们吃东西，从上往下，食物经过十二指肠、小肠、结肠，最后通过直肠排出来，这就是"顺"。气不顺，食物也就很难沿着原来的路径下去，我们就会打嗝，咽不下去，哇的一下子吐出来。

有些女孩子气机不顺，甚至会出现一个症状：该来例假的时候不来了，改流鼻血了，这就是所谓的"倒经"。

气机不顺的人还有一个明显的症状：手脚冰凉，称为鬼手。按理说，气顺的话，就能将气血准确地输送到末梢肢节，气乱了，血到达不了末梢，所以，手脚是冰凉的。

朱丹溪提出了养气的三个方面，我们在自我调养的时候，就需要有针对性地解决。可以在中医的建议下开一些补气的药，最好是吃一些补气的食物，比如山药，就是不错的补气食材。

接下来，我们要了解朱丹溪对血虚的理解。在第二个医案中，二十岁的病人属于气血两虚。

前面，我们阐述了气血之间的关系，如果用阴阳关系来表述气血，则气属阳，血属阴；气主动，血主静，血总是静静地濡养着我们的身体。如果血虚，就会造成很多问题，比如心血虚，便会出现心悸、记忆力变差、睡觉多梦等问题；肝血亏，人就容易发怒，情绪控制变得很差，视力模糊，容易疲劳，因为肝本来就是藏血的；肺血不足，就会导致胸闷、气短、呼吸不利。

朱丹溪在调养血虚方面，是从气血两个方面来入手的。气能生血，临床多用补气的方法来生血，而补气最好的方式是饮食，是顾护肠胃。所以，落脚点在养肠胃上，而养肠胃必须注重饮食，这跟新谷弘实、葛森、坎贝尔等的医学理念不谋而合。

第二方面，血以行为贵，如何让血液运行流畅是关键。《生命乐章》在食疗方面就是贯彻让气血足、血液通畅为原则，降低血液黏稠度，让血液更好更畅通地流动。血不虚，气足有了根本，最终达到气血双足，身体健康。

（二）治痰与自我调养

痰分有形之痰，比如我们排出体外的痰，还有一种是在体内表现为痰的特异症状。在朱丹溪之前，对痰症的治疗主要分为吐、下、温几种方法。不过，吐、下两种方法对脾胃弱的人有很大的伤害。

痰症跟气血不和有直接的关系。因此，在研究痰的时候，需要和气血辩证地统一起来。朱丹溪说："痰之为物，随气之升降无处不到。"有的是因为气机紊乱形成了痰湿，有的是因为痰湿扰乱了气机运行。基于这样的理论，朱丹溪提出了"百病兼痰"的观点。

我们首先来朱丹溪关于痰、郁的两个案例。

气候炎热的六月，有一个未出嫁的女子生病了，这个女孩子身体困乏，十分口渴，不停地喝水，根本不想吃饭，心情也很烦闷，其脉象沉细微弱。有几个医生看过，认为女孩子得了暑热病，开了治疗暑热的药物，但是，女孩子的病不仅没有变好，反而更重了，整日呕吐不止，身体越来越消瘦，喜欢呆在阴凉处，不愿意见人，头晕目眩。朱丹溪诊治后，认为女孩子并不是暑热病，而是痰症。于是，开了治疗痰症的方子，半天之后，女孩子吐出了稠痰数升，病情逐渐消失了。

> 肝胆肠干净，
> 一生无病。

朱丹溪的一位亲戚，有一天醉饱后，开始胡言乱语。朱丹溪诊治后，认为这是因为喝酒太多，吃肉太多，导致体内痰结。由于他病发突然，脾胃没有受损，朱丹溪决定直接用吐法治疗，给他灌了两碗盐水，果然吐痰一两升，不一会儿，就不停地出汗，困睡一晚上就好了。

从这两个医案中，可以看出朱丹溪处理痰症的不同之处。第一个医案里，朱丹溪分析女孩子长久没有进食，而且忧思过度，有"郁"症（忧思过度引发的症状），一定是"气"不畅了，气不通畅使体内形成痰，再加上女子喜欢独处，有些晕眩。朱丹溪有一句话叫"无痰则不作眩"，意思是头晕目眩的人，大多都有痰症。因此，他判断是痰症，并对症下药，取得了好的效果；第二个案例中，这个人是因为喝酒过多，导致气机紊乱，而食肉过多，消化困难。两个案例有一个共同点，那就是治痰必先理气！

朱丹溪说："善治痰者，不治痰而治气，气顺则一身之津液亦随气而顺矣。"这句话的意思是，善于治理痰症的医生，不去理痰，而是理气，只要气顺了，身体里的津液物质就会随着气顺而顺。

《生命乐章》曾讲过："肝胆肠干净，一生无病。"我们通过调理饮食，通过食疗，引导人的气血顺畅，进而把身体内的"痰"导出。那么，是否可以逆向思考呢？当然可以。很多学员在《生命乐章》课堂上，将体内的"痰"、垃圾清理了出去，让肝胆肠变得干净，便于血液吸收营养物质，血液好了，自然会养气，气机顺畅，便难以形成痰症，身体便形成了一个愉悦的良性循环。

为了将肠道肝胆清理干净，甚至将体内"垃圾"清理干净，朱丹溪还创造性地运用了新的方法，达到了非常好的效果，这种方法是什么呢？请看下一节。

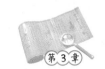

（三）"肠胃干净，一生没病"——倒仓法

中医有一句话说得好："欲得长生，胃中常清；欲得不死，肠中无滓。"民间也有一句话："不管有病没病，先把肠胃打扫干净。"在前一小节，我们探讨了朱丹溪治痰症的思路。这一节，我们了解朱丹溪著名的倒仓法，这也是一种治疗多种疾病尤其是痰症的方法。

倒仓法，顾名思义，就是把仓库里的陈芝麻烂谷子清理干净。中医里面，我们的胃就相当于仓库，如果仓库从来没有打扫过，可想而知，里面不知有多少不干净的东西。

那么，朱丹溪是怎么运用倒仓法的呢？有一个著名医案先呈现给大家。

朱丹溪的老师许谦常年生病，心绞痛，许多医生来诊治，用了大量的辛热之药，导致老师脾胃更虚，痰瘀郁结，恶寒多呕吐。后又有医生用通圣散，非但

> 欲得长生，胃中常清；欲得不死，肠中无滓。

不能祛痰除热，反而让脾胃更伤，中土下陷，热入血中，病到这个程度，许公自诩为废人一个了。到朱丹溪

从罗知悌那儿学成归来，许谦两脚已经不能行走了。

朱丹溪这时用了"倒仓"之法，一举治好了老师的病。

朱丹溪的具体做法：取一二十斤黄牛肉，用干净的流水煮到糜烂，等完全融到汤中，用布滤除渣滓，取净汁，再入锅中，文火熬制成琥珀色，每饮一盅，少时又饮，如此饮十盅。天气寒冷的时候，汤要熬制得浓一些，趁热喝下去。如果病在上部，病人就吐出来；病在下部，就排泄出去；病在中间，则是上吐下泻。要把病人安排在一个通风的地方，等把肠胃里的东西都吐干净后，病根也就消除了。当病人把这些吐泄完之后，一定十分口渴，这时候，不能给他喝水，而是将他的尿液给他喝，这叫"轮回酒"，喝了"轮回酒"之后，病人将把肠胃中残余物吐泻干净。这些做完之后，病人一定十分饥饿，但是一定要等一两天才能吃一些白粥，三四天之后，才可以加一些菜羹。在这个过程中，病人常有急闷之感，似痛非痛，欲吐未吐，欲泄未泄的感觉，这些都是病情出现好转的迹象。半个月之后，病人就会精神焕发，通体爽泰，多年的病根就消除了。

朱丹溪运用倒仓法治愈了老师的病。第二年，老师还得了一个儿子。

后来，有一个妇女脚气非常严重，找了许多医生，也不能治愈，朱丹溪采用倒仓法，为妇女除尽了肠胃中的积滞，脚气也好了，身体更加健康了。

可以说，朱丹溪的"倒仓法"非常神奇。在今天的中医学界，也有许多运用。

那么，倒仓法为什么这么神奇呢？仅仅一味黄牛肉，就有这么大的功效？

对此，朱丹溪的解释：牛，属土，黄牛，是土的颜色；脾，也属土，脾是生化之源。在前面，我们讲到了气血，脾生气，脾受损，则五脏六腑失去了生化运行的动能。黄牛肉健脾，脾健则清气升，浊气降，使五脏气机重新运动起来。黄牛肉反复熬制，过滤，汤汁能够渗透到身体各个部位。让它像洪水一样，不断推波助澜，将身体内的污垢涤荡干净。同时，牛肉性温，是一味补品，可以补益虚损。倒仓法是汗、吐、泄三法的复合运用，而且有舒筋通血的功效，能够让元气自然恢复。

新谷弘实博士说："要健康，就要让肠胃保持干净。"其实，朱丹溪的倒仓法并不是他的独创，在印度，早已流传这种方法了。

我们都知道，印度也是一个伟大的、深谙东方哲学的国度，它的许多理念，在世界上都是极为先进的。印度有一个古老的医学流派——吠陀医学，它和另一个医学流派——悉达医学，同是世界上最古老的医学体系。

吠陀医学最大的特点，就是先对病人净身，即是用汗、吐、泄、砭几种方法将病人身体内外涤荡干净。他们认为，只有人身体内外都干干净净了，用药才会有效。而实际上，许多人身体内外涤荡干净之后，没有吃药，身体已经康复了。中国的"药王"孙思邈很早就了解了吠陀医学的思想，并大加推介。他说："欲疗诸疾，当先涤荡五脏六腑，开通诸脉，破散邪气，润泽枯朽……""药王"的这句话的意思就是要治病，先将身体内外清理干净，打通经脉，将邪气驱散，润泽受伤的五脏六腑。

应该说，朱丹溪"倒仓法"、吠陀医学思想理应引起我们的深思。而对于《生命乐章》来说，我们正是看到由于现阶段人们的饮食习惯，积存了太多不好的东西在体内，与其舍本逐末进行治疗，不如先将我们身体内外清理干净，让气血在一个干净、无负担的环境中生

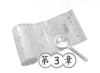

发、运行，这对自我调养将会有更大的好处。

今天，我们结合最新的生物科技，从天然珍贵的医食通用的蔬果中提炼了活力酶，用来清理死细胞、净化肠胃、净化血液、净化全身。许多人经过调养后，感觉身心通泰，重拾了久违的健康，对此非常感激。我想说，我们真正应该感激的是朱丹溪这样的医学大师们，还有印度的吠陀医学，他们的开创精神，给了我们宝贵的思路和智慧，让我们可以选择自然的方式，重新恢复身体的活力。

这里要提醒读者注意的是，朱丹溪所处的时代人们大都多素少荤，很少吃宵夜，更少有人工合成的调味品，所以可以用"荤"的牛肉汁倒仓，而现代人多荤少素，继续用荤牛肉汁倒仓可能存在极大的风险。

◎ 脾胃乃身体之神

——《黄帝内经》

（一）五脏气机

文前《黄帝内经》这句话的意思是，五脏的心、肝、肺、肾、脾的运化都需要胃气，胃，乃五脏的根本。朱丹溪认为脾胃属土，土能生万物，脾胃为人的生化之源，所以，顾护脾胃为治疗一切疾病的根本。那么，在讲述脾胃之前，我们有必要了解一下五脏的运行。

中医非常智慧地将每一个脏器和五行对应，这样，我们理解五脏的运行就变得容易了。五脏和五行对应如下表：

脏器	五行
心脏	火
肾脏	水
肝脏	木
脾胃	土
肺	金

跟朱丹溪学自我调养 Gen Zhudanxi Xue Ziwotiaoyang

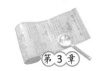

如果我们把五脏看成一个圆，就会发现心脏和肾脏刚好在上下两端。朱丹溪说："人之有生，心为火居上，肾为水居下，水能升而火有降，一升一降，无有穷已，故生意存焉。"心属火，性热，像太阳一样温暖，属阳；肾属水，性寒，属阴，润泽大地。我们了解五脏这个"圆"，就从心、肾这条"线"入手。

细心的朋友看完上面的分析，或许会有一个疑问：不对啊，不是说水火不容吗？而且水往低处流，火往上面窜，按这个道理，应该是肾属火，心属水才对啊？

是的，从物理上说，的确水火不容，但是，人性不同于物性。正是水火在我们体内相生相克，才让我们的身体保持健康。因为有"火"，我们的体温能到36.5℃，不会太寒；因为有"水"，我们的体温维持在36.5℃，不会太高。

我们跳脱自己的身体向外看，大自然生生不息，是因为有了阳光雨露的作用。这种作用怎么来的呢？太阳属火，在上，它将阳光洒下来，温暖大地，让大自然焕发生机；大海属水，在下，阳光照射下，水气蒸腾，形成雨露，滋润万物。在中医看来，大自然运行的规律跟人体是一样的。

心火让五脏沐浴在阳光下，肾水上扬，使脾得到温暖，脾气跟着上扬，将一些营养物质送到了肺脏，与吸入的精微物质结合，由肺协助向全身输送。脾气上升后，肝脏也得到了营养。土生木，肝脏属木，木在阳光、雨露滋润下，在肥沃的土壤里长成参天大树。中医里有一句话说"肝随脾升，胆随胃降"，意思是肝气是随着脾气上升的，胆气却是随着胃气下降的，而且上升之气从人体左边，下降之气从人体右边。肺属金，它扮演的角色，除了从外界吐纳空气、协助传送营养物质外，还要带着心火往下降。

上面这段话，我们用图来表达，就一目了然了。

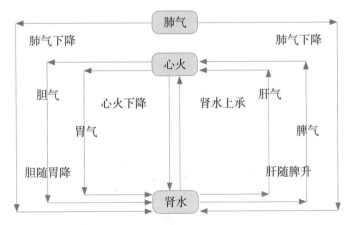

在前面章节，我们讲到了阴阳、气血，通过这个图，可以更加直观地看出气机运行的规律。著名医学家李中梓说："人身之水火，即阴阳。"我们的五脏气机不断地做着圆周运动，如果某一个地方出现了问题，圆周运动就不顺畅，身体就会出问题。

那么，看着五脏气机运行图，我们做一个小小的测验，加深对五脏气机运行的理解。

小测验：

有一个朋友突然得了病，十分口渴，上半身发热，眼睛红，口舌生疮；但是，脚却是冰凉的。从气机运行的角度，你初步判断是哪个脏器出了问题？

分析：从这位朋友的症状来看，有可能是心火上升导致了口舌生疮，眼睛发红。而脚发凉发冷，或许是心火没有向下，没能给脚带去温度。综合来看，这些症状或许是心火不降反升造成的。在前面，我们已经谈了肺气让心火转变方向，向下温暖肾水。这个医案中，患者心火没下降，说明肺部可能出现了问题。

当身体开始表现出寒、热、燥、湿等各种症状时，如果我们掌握了气机运行机制，就能及时做些调整，避免疾病发生。这不就是自我调养想要达到的吗？

生命在于运动，这句话不只告诉我们锻炼的重要性，对于五脏气机来说，有条不紊地运动也是"生命"之所系。

那么，我们了解了五脏气机运动规律后，一个根本性的问题产生了：谁为五脏气机运动提供物质能量？这正是我们下一节要学习的内容。

（二）脾胃乃生化之源

很多人都有这样的经验，当听说一个人病了，第一反应是：他能吃饭吗？这说明，在我们的潜意识中知道脾胃的重要性。朱丹溪说："若男子久病，气口充于人迎者，有胃气也，病虽重可治。"这句话的意思是：一个男子久病，只要人迎穴位有气，证明这人还有胃气，即使病重也能治疗。

中医还有一句话："肾为先天之本，脾胃为后天生化之源。"先天之本的意思是，肾精的多寡跟遗传有关。不过，上天是公平的，即使先天肾精少一些，也可以通过调理脾胃来弥补。我们常说，人要对自己30岁之后的面容负责，对身体同样如此。30岁后的身体是由我

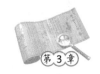

们的饮食和生活习惯决定的，跟脾胃的健康与否有很大关系。

我们知道了五脏的气机运行，那么，脾胃在哪个位置呢？脾胃属土，居于中枢位置，脾气上升（清气），胃气往下（浊气），一升一降，给五脏气机运动提供了动力。而这种升降，又反过来促进胃的消化，让我们胃口好。所以，这是一个互动的过程。相信大家都吃过酸辣粉，不知你想过没有，在我们胃口不好时，吃上一碗酸辣粉，为什么会让我们开胃呢？原因在于酸的力量往下走，辣的力量往上升，一升一降，让我们五脏的"圆"开始运动，气机一动，胃口自然就开了。

我们知道，土生万物，摄入的食物都得从土中来，胃就是五脏的"大地"，给脏腑提供生化之源。高明的医生在治疗疑难杂症的时候，常常从调脾胃入手，只要脾胃开始运作，身体便有了能量基础，为后面的疗愈提供了可能。我们还是从朱丹溪的一个医案入手。

一个快六十岁的人找朱丹溪看病，只见他身体强壮，但是神色苍白，诊断后，朱丹溪认为病人是得了咳疟。进一步打听，才知道此人特别爱吃肥腻的食物。朱丹溪告诉他少行房事，多食清淡之物，然后用

95

药物调理，待体内的痰浊消减后，再出汗，就可以痊愈了。遗憾的是病人没有听朱丹溪的话，导致没有治愈。病人又去找了另外的医生，其他医生用辛烈的药物，使病人胃气大伤，病情不仅没有变好，反而更加严重了。朱丹溪再次接手后，首先就恢复病人的胃气，待胃气复原而汗出后，风邪就会自然解散。同时，当病人十分想进食的时候，朱丹溪告诉他先忍耐一段时间，用胃气将痰浊消化。

肾为先天之本，脾胃为后天生化之源。

我们看朱丹溪处理这个医案，从关注胃气的运行入手，帮病人气机恢复正常运行，进而达到治病的目的。

中医说："存一分胃气，便留一分生机。"人身体上有了毛病，会马上从胃口上反映出来；反之，当一个病人开始大口吃饭的时候，证明他已经在康复了。

在古代，男子上门提亲，丈母娘家会摆上一个大碗，看他饭量怎么样。在古人看来，饭量好，脾胃健，生发才有基础，闺女嫁过去才不吃苦受累。

今天，对于自我调养来说，脾胃好了，运化有了基础，五脏气机健康运作，身体会自然去消化那些细枝末节的疾病。这方面，一位中医名家经手过一个医案，能给我们一些启发：

一个二十多岁的男孩子，在中学就染上了一个毛病——手淫。后来，这男孩体力不好，稍微一运动就大汗不止、不停喘气、没有食欲；经常上热下寒、口腔溃疡、腰腿发冷；焦躁不安、脾气不好、思想混乱；性欲强，但是功能不行……男孩子的症状太多了，找了许多医生诊治，不仅不见好转，反而越来越严重。

那些医生们的思路，我们都能想到：男孩手淫过频，肯定伤肾，肾气不足，所以补肾。一大叠处方上都开着补肾药。问题是，补肾会壮阳，导致虚火妄动。用这位名医的话说是男孩手淫过度，搞乱了身体里面的气机，气乱了，各种症状才出现。单纯补肾，让肾火更旺，更失去平衡，气机乱上加乱。

经过仔细问诊，这名医生决定以调整男孩气机、阴阳平衡为根本思路，调理脾胃为切入点。脾胃调理好了，气机运行就有了动力，脾气上，胃气下，动力产生，带动五脏气机上下有规律地律动，给五脏提供丰富的营养物质；在此基础上，开一味专门调理肾脏的药就行了。

名医这样做了，结果是仅仅二十天，男孩的全部症

朱丹溪自我调养之『身体密码』　第3章

状都没有了，手淫习惯也改了，现在成了一个阳光大男孩，对未来充满信心。

在西安有一个叫麻瑞亭的老中医，一辈子救人无数，甚至严重的血液病都被他治好了。他治病十分有特色：简单，就那么一板斧——调脾胃！不管什么病人来，老先生只用一招：用一个叫"下气汤"的方子调理脾胃，病不同，他就在这个方子上做点加减法。往往几帖药下去，脾胃调和，气机升降有序，五脏的"圆"顺畅运转，病人的病情很快就好转了。

（三）调理脾胃

世界肠胃内窥镜领域首席权威新谷弘实写到："我在用内窥镜观察许多患者的肠胃时深刻地感受到这样一个问题：如果将胃相和肠相调整好，就相当于在疾病到来之前，将身体不健康的状态调整到健康的轨道上来。"

通过前面的学习，我们明白了阴阳调和、气机顺畅百病不生的道理，也了解了脾胃在这个过程中的基础作

如果将胃相和肠相调整好，就相当于在疾病到来之前，将身体不健康的状态调整到健康轨道上来。

用（注意：中医讲脾胃，西医讲肠胃，无论是脾胃和肠胃讲的都是消化和吸收，所以，调理的原则是一样的）。那么，我们如何调养脾胃呢？

一、平衡饮食

朱丹溪认为顾护肠胃不能吃肥腻厚味，应该茹淡饮食；葛森疗法创始人葛森先生也提出了素食疗法，颇有异曲同工之妙。作为世界肠胃病权威，新谷弘实的建议是什么呢？他从牙齿与食物的种类和平衡的角度提出了看法：肉食动物的牙齿全是犬齿，植食动物没有犬齿，只有门齿和臼齿。人类上下共有10对臼齿，4对门齿，2对犬齿。臼齿用来吃粮食和豆类，门齿用来吃水果和蔬菜，犬齿用来吃肉类。我们摄入各种食物的时候，如果按照牙齿构造5：2：1的比例，就能很好地保持饮食的平衡。

其实，上述新谷弘实的认识是有局限性的。如果更进一步，我们将可以认识到，臼齿是咀嚼用的，任何进入口腔的固体食物都需要它，比如植物类的根、茎、花、果、叶；门齿是用来咬食物的，水果、坚果都需要咬；犬齿主要是撕裂食物。而从孩子牙齿长出和脱落的顺序看，或许咱们更应该明白：人们应当素食，且应以水果、蔬菜、坚果、杂粗食的顺序优先食用。

白齿 10对…… 粮食………… 5（其实含蔬菜、水果、坚果）

门齿 4对…… 蔬菜、水果（其实含坚果）…… 2

　植物 7

犬齿 2对…… 肉（鱼）…… …… 1 动物　1（其实不止是动物）

　　　　——摘自（日）新谷弘实《肠胃会说话》

　　那么，上述植物与动物摄入比例7∶1真的有利于肠胃吗？真的算是平衡饮食吗？新谷弘实医生作为世界肠胃内窥镜首席权威，他能直接"看见"肠胃的状态。他说："没错，从胃相和肠相上能够反映出来，特别是能够看到肠相的明显改善。所以，我确信这就是最正确的饮食方法，值得推荐给大家，我已经用自己的眼睛见证了这一方法的有效性。"

　　很显然，以粮食和蔬果为主的健康饮食主张，跟葛森、坎贝尔、朱丹溪等医学大师的主张是一致的。不过，最好是按照自然理念摄入粮食，多吃粗粮，而不是精加工的粮食。因为精加工后，粮食所含的维生素、酶、矿物质和膳食纤维都会大量流失。并且能生食的食物要多一些生食，因为身体需要生食中的酶。

有一次，日本前首相羽田孜到新谷弘实医生那里去检查肠胃。新谷弘实做完检查后，对首相说："首相先生，你的肠相太好了，平时你都吃些什么？"

"每天早上喝拌糙米粉的豆浆。"

"很好的做法，如果吃糙米饭就更好了。尽量少吃肉，多吃蔬菜、水果等食品。"

于是，羽田孜首先去买了一个电饭煲，开始和妻子一起吃加了豆类和芋类的糙米饭，即使政务繁忙，他们每天都依旧感到精力特别充沛。

二、良好的饮食习惯

从中医角度讲，一粒米、一顿饭都值得珍惜和感恩，而很多朋友忽视了对食物的情感。吃饭的时候，不能专注，老想着别的事情，有的朋友狼吞虎咽，食物没有充分咀嚼就下到肠胃，这么做对健康不好。

正确的做法是充分咀嚼，一口食物要咀嚼30~50次，将食物磨得细碎，唾液的分泌液更充分，这样做才有利于食物和胃液、胆汁等消化液的充分融合，大大提高消化效率。充分咀嚼的时候，血糖会逐渐上升，抑制食欲，因此，不需要吃太多东西就会感觉很饱，减轻了胃的负担。

睡觉之前不要吃东西或者喝饮料，睡觉与晚餐至少要相隔4~5个小时。因为睡觉休息的时候，如果胃不能得到良好的休息，长期下去，将损耗胃肠机能。从西医上说，只有在胃排空的时候，才能分泌较强的胃酸，杀灭胃中的杂菌和幽门螺旋杆菌，维持胃肠菌群平衡。

吃饭不语也很重要。一些朋友喜欢在饭桌上谈事情，敲合同。这种分心，容易导致食物不能得到充分咀嚼。另外，吃饭需要良好的氛围和心情，愉悦、轻松的环境对消化、吸收很有帮助，赌气的人很难吃下饭。一些家长吃饭的时候喜欢教育孩子，让孩子吃不下饭，或者不能很好地咀嚼食物，这些都不利于孩子肠胃的健康发育。《生命乐章》提倡"细嚼慢咽心感恩，锅碗瓢盆嘴无声"；佛家提倡饭前五欢想，这些都是养生之法。

三、胃肠怕寒凉的食物

一些肠胃不太好的朋友可能有这样一种感觉：如果能够抱着热水煲，胃肠就会舒服一些。当肠胃出现问题的时候，要特别小心寒凉的食物。所谓寒凉的食物，指的是食物的属性，不是冷热，比如把海鲜加热了，它的属性还是寒凉的。

另外，吃生冷的、冰镇的食物，会大大增加胃的负担，因为胃要帮助你将这些寒冷的食物加温到身体的温度。因此，保养肠胃，多吃一些温和、性平的食物是最好的。

当然，这并非是绝对的，有些寒凉的食物也有对身体独特的营养价值，能帮助降温降火。我们还是要根据身体现阶段的需求来辩证地调理。

四、适度锻炼

孩子长身体的时候，加强体育锻炼能够运动肠胃，增进食欲，促进食物的消化、吸收。不过，也有例外，有的孩子体育锻炼后，反而不想吃饭了。这可能是因为孩子身体的血液较少，体育锻炼后，大量的血液供给了四肢，胃肠的血液供应相应减少，胃肠功能下降，所以不想吃饭。这种情况，家长就要减少孩子的运动量，先给孩子补充营养，多吃细、软、烂的食物，帮助消化、吸收，等孩子血液充足后，再加强锻炼。锻炼或劳累后，静坐片刻，让血液回流肠胃，产生饥饿感和食欲后，才慢慢进食。对于成人来说，同样如此。

◎ "火""风"与健康

火内阴而外阳，主乎动者也，故凡动皆属火。

——朱丹溪

（一）"相火论"

我们已经知道阴阳平衡、气机协调便"百病不生"的道理。不过，现实是打破这种平衡协调的内在的、外在的因素很多，我们对此有所了解和防范，对维护阴阳平衡、气机协调很有帮助。

我们经常说："我上火了""我着凉了""我中暑了"。那么，什么叫火？什么叫凉？什么是暑？我们看不见，摸不着，但它的的确确以能量的形式存在着。这种能量影响着我们的身体，中医将它们称为"虚邪"，因为看不见摸不着，所以叫"虚"。中医总结了影响人体的六种外在"虚邪"：风、寒、暑、湿、燥、火，称为"六淫"。

朱丹溪结合前人的研究成果，研究了"虚邪"，开创性地提出了"相火论"。

我们在前面了解了五脏气机运行、相生相克的规律，五脏有金木水火土之属。在这五行中，唯有"火"有两个属性，一个是君火，一个是相火。君火为心，主静，但容易为物所感而动，我们常说"让人心动"就是这个意思。而相火分布于人体各个器官，比如肝、肾、脾、肺，等等。"人非此火不能有生"，说明相火非常重要，是我们身体健康重要的基础，是生命的动力源泉，可以保证人的肌体不断发展健壮，而相火活动的物质基础是人体内的阴精。但是，相火妄动过了头，将大量损耗体内的阴精，就会伤到元气，成为"元气之贼"。伤了元气，等于伤了根本，后果就会很严重。

那么，相火为什么会妄动呢？

在朱丹溪看来，是因为君火动了，相火跟着动。而君火是非常容易动的，"心"对外界声色的感知非常敏感。当人"心动"不已的时候，君火已动，相火开始跟着妄动。就以心火和肾水为例，当君火不妄动，肾所藏的相火就会呆在原地，给生命提供动力。但是，君火妄动，肾中相火跟着妄动，直接后果是导致肾精的流失。

如何让相火动而不妄呢？

那就是不要轻易地"心动"，相火就能接受心的命令老老实实呆在原地，便不会耗损阴精。也就是说，在朱丹溪看来，节制欲望，清心寡欲是预防相火妄动、防止气机混乱的方法。如果一个人相火已经妄动了，就得降火补肾水，让气机运动重新恢复，五脏之"气"重新开始"圆周运动"。

当然，后世有医学家对"相火论"提出了不同的看法，不过，这不是本文讨论的重点了。关键是，我们从朱丹溪的"相火论"里读出了这样的信息：过有节制的生活，不要放任自己的"心"，不要随便胡乱地"心动"，对调养健康十分重要。佛家的禅修、持戒恰恰是对人们息火的呼唤。

（二）"虚邪贼风，避之有时"

风，是再常见不过的了。我们想一想，在什么情况下会起风呢？对，在冷热不均的情况下，冷热之间的流动形成了风。

中医称风为"百病之长"。风是导致人体患病的主要因素，在前面我们已经介绍了六淫——风、寒、暑、湿、燥、火，风在第一位。主要原因是风在其他五淫侵犯身体的时候，起先导作用。当身体脏器与脏器之间，脏器与经络之间，经络与经络之间出现冷热不均的时候，寒、湿、燥、热就会在风的引导下进入我们身体，导致身体出现各种不适。

在中医名家中，朱丹溪对风类疾病的治疗是最杰出的。他将风疾分成了许多类，比如中风、暑风、伤风、头风、痛风、肠风、喉缠风等，对每一种不同的风症，他都采用了不同的治疗方法，取得了非常好的效果。

我们先看朱丹溪的一个医案：

有一个少年，夏天来临的时候，有一次因为恼羞成怒，人昏过去，手抽搐，十分癫狂，停止一会儿，又接着发作。发作的时候，面色紫黑，睾丸能动。看上去十分危急，找到了朱丹溪。经过诊治，朱丹溪认为少年的病主要是因为体内原本就有湿热，再加上情致过极激动肝风，发为狂躁。最后，朱丹溪开了补脾胃的药，将少年的脾胃补好后，再开了清泄心肝火邪的药，经过了半个月，少年的病就痊愈了。

朱丹溪治疗风症的医案很多，为后世留下了许多宝贵的方法。比如："中风治痰，暑风用吐，伤风发散。"得了风病治疗很重要，

中风治痰，暑风用吐，伤风发散。

不过更重要的是，我们如何不要得风病，如何能够避免"风"的侵袭。在这方面，朱丹溪的思路和《皇帝内经》一脉相承，那就是"虚邪贼风，避之有时"。

在讲"虚邪贼风，避之有时"的时候，我们的思维回到远古时代，那个时候的人们，为什么要"搬家"，要将房子建在干燥的地方？因为他们懂得一个简单朴素的道理：顺应自然，避开虚邪贼风。

在前文，我们讲了虚邪的含义，六淫都属于虚邪。那么，为什么要在风前面加上一个"贼"字呢？贼，偷偷摸摸，不那么正大光明，我们要防的就是这样的风。春风拂面，春风又绿江南岸，吹面不寒杨柳风，这样"正大光明"的风，让我们身心愉悦，对身体一般没有伤害。

贼风，要伤害我们，有一个条件。就好像并不是有小偷存在，就意味着我们一定要丢失东西一样，只要我们警惕性高，小偷也就没有可乘之机了。所以，这个条件就是我们的警惕性低了，给了"贼风"机会。我们身体中有一股"卫气"，是保护我们身体的一种能量。在晚上，卫气就会收缩回去，这就是为什么即使在夏天，我们也需要盖上被子，就是为了保护这股气。可是，有人蹬被子，第二天感冒了，流鼻涕，甚至发烧，这就是

"贼风"侵入了身体。

有些开车的人习惯把车窗开一个小缝，长期下来，他往往会发现有些偏头痛，这就是从车窗进来的"贼风"引起的。夏天，炒菜的时候，大汗淋漓，火烧着，发现冰箱里的食材还没有取出，打开冰箱，一下子，贼风就进到了身体里；晚上睡觉，有些人喜欢开着窗户，从窗户进来的就是典型的"贼风"。

如果不注意，长期受到"贼风"的侵袭，会给身体带来很严重的后果。首先，容易造成经络不通；其次，造成阳气虚；再次，可能造成中风，因为阳气虚，没有气力促进血液循环。"气为血之帅，气行则血行，血遇寒则凝"，血液就会在血管比较细的地方，或者一些节点上堵塞，如果形成脑血栓，就会导致中风。

要想不被贼风侵袭，保持身体健康，第一要做到避开贼风，第二要做到"有时"。"有时"，指的就是我们最容易松懈的时候。比如睡午觉，一些老年人喜欢开着电风扇，醒来发现半边身子动不了。

从上面可以看出，因为我们在生活细节上的不注意，导致了"贼风"的入侵，贼风长期停留在身体里，不仅会形成各种风病，还会引起五脏的其他疾病。

◎ 水是最好的药

> "天一生水，地六成之。"

> ——《易经》

（一）认识水

畅销书《水知道答案》中，江本胜博士告诉我们，人体70%都是由水构成的；人类受精卵的99%是水；出生后，水占人体的90%……地球之所以有生命体广泛存在，很大一部分原因是"水"的存在。所以，水的意义太重要了，身体里水的品质=身体的品质，我们想要调养好身体，不得不认识水。

其实，中国古人对水已经有了非常高的认知。举一个例子：

有一次王安石犯了胃病。胃在身体中按照上消、中消、下消的范围划分，属于中消（胃居于五脏之中枢）。他对传统文化非常精通，也了解中医治病的原理，更了解水。他认为要治好中消胃病，最好用长江三峡中段的水煎药。很巧，苏东坡这时候要去三峡游玩，王安石就嘱咐东坡先生，无论如何舀一瓢三峡中段的水回来给老夫煎药。苏东坡答应了。

哪知苏东坡是一个玩兴很浓的人，经过三峡时，他只顾着看风景，想诗词，把王安石交代的事情给忘了。等他猛然想起，船已经在三峡下段了。苏东坡一寻思，得了，就在这里舀一瓢水吧，反正都是长江水，想必王安石也发现不了。就这样，苏东坡将三峡下段的水给王安石捎回去了。王安石打开坛子里的水，闻了闻，疑惑地问道："这是三峡下段的水吧，对我治胃病没有帮助！"苏东坡当场就被震撼了，没想到王安石对水的研究如此透彻。

《本草纲目》用了整整一卷讲水，光是水的分类就多达几十种，就是同样一种水，也有不同的意涵。比如同为露水，夏天的露水有祛病的作用；秋天露水则容易给人带来寒气，让人染上疾病。

朱丹溪尤其注意水的运用，重视水的作用。在前面我们讲到的"倒仓法"里，他对水的选择是非常讲究的，特别选择了流动的、富含矿物质的山泉水来熬煮、过滤黄牛肉。在其他医案中，朱丹溪对煎药的水也有很高的、甚至特殊的要求。可以说，著名的中医几乎都是运用水的圣手。

在《生命乐章》课堂上，我们有一个健康公式，说明了水的重要性：

$$\text{空气+水+食物} \xrightarrow[\text{催化剂}]{\text{温度}} \text{躯体+消耗+垃圾}$$

从这个公式中，我们看到水的重要性是仅次于空气的。我们可以在相当长时间里不吃食物，但不能7天时间不摄入水分，更不能两分钟不吸入空气。

《生命乐章》里写道："所有液体食物进入到人的身体里，分子越小就越容易吸收。所有的水，都有流动的渴望，都不喜欢被封闭着不动。试想一下，高山流水、泉水及一切与自然界和谐相处的水与自来水所包含的能量会相同吗？换个角度来说，一个常年饮用泉水的人和一个一生饮用自来水的人，他们的身体状况会不会有所不同呢？"

在上古时期，《易经》写到："天一生水，地六成之。"这句话的意思是，天最重要的作用是生水，"地六成之”，从生命之水的角度来理解，就是六个小分子团在一起的水是最好的、对身体最有用的水，六等边形的水看上去也是最美丽的。现代科学研究发现，最能被人体吸收，对身体发挥最好作用的就是这样的水。

所以，若能让身体吸收这样的水，则是最好的。

2003年的诺贝尔化学奖颁给了美国科学家皮特·阿格雷，奖励他发现了细胞膜水通道，即细胞膜上有一个2纳米的水通道，仅仅能让小分子水进入细胞内参与生命活动。而在中国巴马，这个世界最长寿的地方，发现当地许多泉水是世界上仅存的小分子团六环水，直径仅为0.5纳米，能迅速融合营养物质渗透到细胞中，参与生命活动。由此，我们不难得知，长寿除了饮食、作息之外，水也是一个关键因素，中国人常说一方水土养育一方人，也有这个道理。《生命乐章》推荐的酶饮品，正是突破性地运用了单细胞菌种将水果中的水及营养物质纳米化，使之获得了惊人的效果。

我们生活中的大分子水太多了，换言之，不能被细胞吸收的水分子太多。比如某些品质不太好的茶、饮料等。古人喝茶特别强调“水”，今天我们看到很多所谓的“茶道”，放一桶自来水在旁边，很难喝出古人的韵味和情致来。要喝上好的茶，必须配上好的水，这里所谓上好的水，很大程度上是指能被细胞吸收的小分子水。

有些朋友说，我天天喝水，这样对身体一定很好吧？答案是不一定，最关键的是喝进去的水能被细胞吸收多少。

如果过多的水没有被细胞吸收，或者因为分子大，过不了细胞膜上的水通道，这些东西就会游弋在细胞外面，跟体内的杂质垃圾混在一起。水是渴望流动的，"滴水穿石""浪遏飞舟"，水的能量和存在价值就在于它的流动性。现在它不能流动了，想象一下，一个塞满了垃圾的堰塞湖，时间长了，必然会变质，会产生病变。所以，我们常常看到一些人整天提着大茶壶，壶里装着浓茶，一杯茶三分之二是茶叶，结果这人往往黑黑瘦瘦的；一些爱吃零食、爱喝碳酸饮料的孩子，变得消瘦，根源就在于他们摄入了不少水，但是，却没能被细胞吸收，细胞依旧处于缺水的状态。

不可思议的是，水分子对情绪是有感知能力的。江本胜博士在《水知道答案》一书中，列举了许多不同情绪下，水分子呈现出的形态。当在愉悦的环境中，水分子呈现漂亮规则的多边形；当水分子被抑郁、负面、消

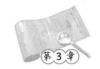

极的情绪包围时，呈现出混沌、不规则、难看的形状。由此，我们知道，如果我们被负面情绪包围，被过去糟糕的记忆片段左右，我们身体中的水分子呈现出的状态让人堪忧，对健康自然没有助益。

我们了解了细胞膜上的水通道，认识到了只有水分子到细胞中去才能发挥最大的作用，更懂得了水的品质决定了生命品质的道理，同时，还了解了水分子对情绪是有感知能力的。那么，我们在生活中，要怎样饮水才健康呢？要怎样科学地看待水，让水最大程度地"帮助"我们健康呢？

（二）水是最好的药

在美国，有一个妇女，长期头疼，睡不着觉，花了几百美元做X光等各种检查，也没有查出问题来。长期睡不着觉的折磨，让她想到了自杀。就在危急时刻，她了解到了一个很重要的观念：水是最好的药。这个观念的提出者，是美国著名医学家巴克曼博士，他认为许多病看上去是病，其实是一种缺水症。

这位女士接受了巴克曼博士的建议，戒掉了最爱的橙汁、咖啡、碳酸饮料，改喝干净、简单的小分子水，没过多久，妇女的头疼病就彻底好了。据说，巴克曼博士用"水"成功治愈了3000多位患者，各种病症都有。巴克曼博士根据临床经验和研究成果写成的书《水是最好的药》，被翻译成了16个国家的语言，只是在美国就被再版了35次，影响之大可想而知。（注意：该书也有其局限性，不能迷信。）

回到上面这位女士的问题，她认为自己平时摄入的这些饮料都是水啊，身体怎么还会缺水呢？在前一小节，我们已经涉足了这个问题。其实，茶、咖啡、饮料的确有一定的养分，但是某些饮料中所谓的"水"，一是因为分子大不容易穿过细胞膜水通道，二是它们本身带有脱水因子，表面解渴了，其实是将细胞内的水分子给吸附出来。所以，我们可能有种感觉：饮料越喝越渴。

有些人批评人的时候常说：你脑子是不是进水了？按照阿格雷博士的观点来讲，脑子的确应该进"水"。发现细胞膜水通道的阿格雷博士同时发现了大脑对水的消耗比身体还大，这一发现颠覆了很多人的想象。因此，就不难理解这位美国妇女为什么头疼了，是因为脑子补"水"太少。所以，我们感冒头疼的时候，医生叮嘱多喝水，也有这方面原因。

巴克曼博士忧心地说，我们很多人对水不了解，生病之后，不问青红皂白吃很多药，是药三分毒（现代的药不止三分毒），对身体其他器官造成损害。其实，很多人的病症是因为细胞缺水造成的，相当一部分人到离开世界的时候都不知道自己是"渴死"的。

随着年龄增长，细胞内的水分子逐渐变少。在年轻健康的时候，细胞内外水分子的比例为1：1，上了年纪之后，这种比例变为0.8：1，虽然只有0.2的差别，但是影响非常大，最大的影响是老年人对渴的感知能力下降了。有时候，他们的口都干了，嘴唇都干裂了，却感觉不到渴，身体长期缺水严重，最后埋下了生病的种子。

世界肠胃内窥镜权威新谷弘实医生通过观察、研究肠相胃相，得出了水为百药之长的结论。新谷弘实医生说："为什么要饮用这么多水？因为身体各处的细胞时刻需要新鲜的水，就像花草一样，要用新鲜的水尽可能将体内的废弃物和毒素排出体外。流动的河水清澈，而不流动的河水污浊，往往还会成为细菌和虫子安家的地方。所以，我们体内的河水也要时常保持清洁和流动的状态。"

"饮水规律的人一般胃肠都会非常湿润而干净……饮水不仅能够使皮肤看起来滋润，也会让肠道中水分充足，对于保持良好的胃肠功能具有非常重要的作用。"

那么，我们要怎样喝水才是最健康，对身体最好的呢？新谷弘实博士曾给出了以下建议：

这样喝水对身体比较好：（荤食过多者、熟食过多者）

1. 每天喝6~8杯干净、优质的水。
2. 饭前半个小时喝水，饭后两个半小时再喝等量的水。
3. 清晨起床后喝一杯水，晚上睡觉前喝一杯水，舌头上最好放一点盐。盐与水相遇改变了大脑的放电率，可以使人更好地睡眠。
4. 洗澡前喝一杯水。

但是，值得商榷的是，新谷弘实忽略了一点，没有过度劳作的人们缺水是因为吃了含小分子水太少的熟食、荤食和添加了非天然食物（包括盐）的结果。试想一个没有水杯，一丝不挂的森林中的野人一天有条件和必要喝6~8杯水吗？或许，多以水果、蔬菜为食就不缺水。《生命乐章》课堂上说，人们害怕生鲜蔬果，是人们对寒凉、糖分、酶、好转反应等缺乏正知正见正解。

◎ 温度决定健康

"阳气者，若天与日，失其所，则折寿而不彰。"

——《黄帝内经》

（一）认识温度

中医诊病说到底是跟温度打交道。风、寒、热、暑、湿、燥，哪一样跟温度无关？

中医认为要治好病，关键在于两条：气血充足和经络畅通。中医里的"气"其实就是"温度"。在前面我们谈到了阴阳调合，气血充盈对健康的决定意义。气在这中间扮演的角色就是：推动血液、津液的生成和运行，以及维持脏器组织的各种生理活动。这跟温度的作用有异曲同工之妙。

有一位中医打了这样一个比方。我们注意饮食健康，就好像给玉米苗施肥浇水，这是玉米营养的来源，生长的基

气扮演的作用是：推动津液、血液的生成和运行，以及维持脏器组织的各种生理活动。

120

础；我们注重体育锻炼，活络筋骨，促进新陈代谢，仿佛是给玉米苗松土，促进营养物质的消化吸收，保证体内各种管道的畅通，让体内的各种废弃物排出体外。这一切都做好了，是不是一定就会丰收？回到我们身体上来，拥有了充足的养分和良好的新陈代谢，是不是就一定会长寿？不一定。还有一个关键性的因素影响着玉米的成熟和人的健康，那就是温度。试想，玉米生长所有条件都具备了，就是温度很低，它能长成吗？不能。人也是大自然的一份子，没有温度的保驾护航，我们很难获得健康。

我们先看朱丹溪的两个医案，来了解温度对人体的影响。

有一个人，三十四岁，突然发了一种病，浑身燥热，好像有无数根芒刺在扎一样。朱丹溪前去诊治，认为是阴虚内伤感染了风寒造成的，给他开了四物汤再配上补血益气的方子，同时，还加上滋阴凉血、活络止疼的药物，几贴药下去后，这位男子便康复了。

另外一个人，有一天突然发热，而且跟一般的发热很不一样，他"发热如火"，头发好像着了火一样，同时口干异常。朱丹溪认为这是风邪陷于阴血之域，闭郁不得出，因而发热如火。于是，他用了小柴胡汤透热提邪，然后开了其他药物调理，最后成功地治愈了风寒病。

这两个医案中所表现出来的热，都是由于风寒、由温度引发的。我们看到朱丹溪在处理这种疾病的时候，深入挖掘了"热"背后的原因。他发现患者表面上是"热"，实际上是由于"寒"，温度过低造成的。正所谓"热极生寒，寒极生热"。

今天，我们做自我调养，要充分考虑温度对健康的影响。就像"中医"这个词，最重要的是"中"字，意味着取法"中"，不过度。对温度也如此，温度高和低都不好，身体需要的是一个适中、合适的温度。

那么，合理的温度，对健康作用主要表现在哪些地方呢?

较适宜的温度能够加快体内的生化反应过程，提高肠胃消化、吸收等功能。

我们都知道热胀冷缩的道理，当温度过低，血管收缩，血液流通不顺畅。比如在冬天，由于寒冷，导致许多老年人的血管收缩，血液流通不畅，造成血压升高。所以，维持正常的温度，对血液循环、气血充盈有很大的帮助。

温度决定了物质的形态，如果体内温度过低，就会造成吃进去的脂肪、油脂慢慢凝固，影响消化吸收。而温度直接影响体内生化反应的速度以及身体里的"工人"——酶的活性。

今天，我们对温度高很敏感，比如发烧，我们一下子就能了解。对体温低的感知却不明显，而人的正常基础体温过低，是非常危险的，必须要有所警觉。

日本著名的健康专家石原结实首次用温度科学准确地量化健康，并写成了《病从寒中来》一书。石原在书中写道：50年前，儿童的平均体温在37℃左右，成人的平均体温在36.5℃~36.8℃。近50年来，因为自然环境和生活条件的巨大变化，人们的平均体温降低了1℃。而人体体温降低1℃，免疫力将下降30%。发达国家如德国，已经通过对体温的检测，用来检查癌症病患者的免疫状态。人的体温可以100%反应人的免疫状态：

各个体温下的健康状态

36.5℃：健康，免疫力旺盛。

36.0℃：发冷而增加产热。

35.5℃：长时间处于此体温段，会引发排尿功能低下、自主神经失调等现象；免疫反应异常。

35.0℃：这是最有利于癌细胞增殖的温度。

引自（韩国）黄圣周《治愈癌症的希望法则》

我们了解了体温跟免疫状态的关系，很显然，对于健康来说，36.5℃是一个分水岭，我们要将体温维持在36.5℃之上，这对健康十分有利。那么，要怎样做才能让我们的身体不受"寒"，保持住体温呢？

（二）气温、食温与体温

在前一小节，我们认识到了温度与健康息息相关，其实，我们每时每刻都在处理跟温度的关系。那么，我们要怎样做才能将身体的温度调节到最合适，对健康最有利的幅度？

记得小时候，炎热的夏季，我们常跑到河里去游泳。有一次，我大汗淋漓地跑到河边，因为实在太热，我急不可耐地"扑通"一下子跳到了冰冷的河里。结果，还没有开始划水，我就发现腿抽筋了，在水里动弹不了，情况十分紧急。后来，多亏堂哥救了我。

这件事给我的印象十分深刻，后来我才明白，这是温度变化发生了作用。当跳入冰冷水中的一瞬间，温差太大，导致了肌肉不断收缩进行自我保护。所以，有游泳经验的人，无论多么热，在下水之前，都会用水擦擦身子，让身体适应水的温度。

春天，有许多人感冒，尤其是"倒春寒"的时候，温度在短时间内急剧下降，导致我们身体很不适应。有的朋友在冬天去冰天雪地的地方，如果不穿上足够的防寒衣服，一阵寒风刮来，浑身便会起鸡皮疙瘩。这背后的原理是身体有一种自我保护机制，当温度急剧下降，

> 温度变化速度越快，人的抵抗力就越弱；温度变化速度越快，人就越容易生病。

身体为了保护生命运作所必须的温度，它就会用收缩肌肉、收缩血管来抵御寒冷，保持温度；同样，当一个人遭遇突然的高温，比如机车修理工钻进机车里面，在四五十度的环境里面工作，进去之后不到一分钟，汗水就湿透了整个身子，这也是身体在自我保护，通过排汗来降低温度，维持身体正常的体温。

不过，值得注意的是，身体启动自身防御机制是有代价的，它将消耗大量的能量，甚至会造成身体机能的损伤。这种防御机制是身体"非常时期"的运作机制，我们不能让身体总是处于"非常时期"，那会让身体承受不了，导致身体机能不能正常工作。就像我曾在《生命乐章》课堂上讲到的："温度变化速度越快，人的抵

抗力就越弱；温度变化速度越快，人就越容易生病。"

因此，我们要主动爱惜身体，为身体这个最好的"伙伴"减负。有寒流，我们就多穿一两件衣服；相反，"讲风度不讲温度"，会在不经意中落下病根，吃亏的是自己。进入很炎热的环境，我们也要小心。

对于气温和体温的关系，我们还是要回归朱丹溪所说的阴阳调合、气血通畅。无论什么样的气温，我们的目标是要保持36.5℃——最佳的体温，以这样的结果为导向，相信大家都能做出明智的选择。

《黄帝内经》有这样一句话："阳气者，若天与日，失其所，则折寿而不彰。"这句话的意思是阳气就像是天上的太阳，给大地万物提供阳光，如果没有阳光，万物就不得生长，各种生命也就失去了能量，生命也就会停止。

阳光是温度的提供者。从自然界转到我们自身，身体是不是也需要一个"太阳"为它提供温度？

当然。

在我们身体中，肾气就被称为身体之阳，它是身体的太阳。小孩子被称为纯阳之体，因为他们肾气很足，身体里充满了明媚的阳光。刚出生的小孩总是握着他的小拳头，给人留下要在世界大展拳脚的美好印象。相对的，我们常听到一句话："撒手而去""撒手人寰"，这是因为人快去世的时候，气已经散了，身体中的"太阳"落山了，所以"撒手"……

朱丹溪通过"相火论"告诉大家清心节欲，滋阴，保护肾精，维护肾阳。肾阳足，才能维持人体正常的温度。今天，一些朋友常常感觉手脚很凉，这是肾阳不足的表现。肾阳不足，体内温度低，血液运行动力不足，运行速度缓慢，供血就会有所不足，这样会影响整个脏器的工作。如果肾阳长期不足，就像一个地方长期处于阴天，阴雨连绵，东西就会发霉。身体也是同理，如果肾气还是得不到及时补充，体内始终不见阳光明媚，各种慢性病就会发生，从量变到质变，最终发展为肿瘤。这也验证了统计学上所说的：当体温低于一定程度，慢性病、癌症发病几率大幅增加。

经过上面的分析，大家应该明白了，要保持身体正常体温，关键在我们身体中的太阳——肾。

在前面讲《脾胃是身体之神》的时候强调过，脾胃在五脏六腑中居于枢纽地位。要保养肾，让身体之阳永远阳光明媚，关键在给肾补充燃料，补充营养。这就又回到脾胃上了，因为脾胃给肾提供营养和燃料。我们进一步往前推理，可以看到，影响脾胃的诸多条件中，我们人为能够掌控的就是饮食。换言之，我们可以用这个公式来表示：饮食 —→ 脾胃 —→ 肾 —→ 温度。这个链条告诉我们：可以通过调整饮食来掌控我们的体温，进而呵护健康。

要怎样吃更养肾，让肾更好地维持体温？

我们看朱丹溪治疗顽疾的时候，常常用泄泻之法，泻肝火，泻心火，泻痰，泻胃火……但从没有听过"泻"用在肾上，这是肾跟其他脏器不一样的地方。肾永远只有"补"，没有"泻"。在中医里面，怎么补？温热是补；怎么泻？寒凉是泻。所以，肾是最怕寒凉之物的。

现在，我们常常吃到反季节的蔬菜、水果。大冬天，外面天寒地冻，本就应该保温御寒，顾护肾脏，这时候，反季节蔬菜来了，夏季用于清热、解暑、降温的食物上了桌。最需要储存热量的时候，我们给肾降温，给身体降温。长期下去，不利于养肾，肾功能不强大，"阳光"不明媚，我们身体的温度很难保持，健康也就没有了保障。

夏季，我们皮肤的毛孔随着温度升高而张开，不断地散热。这时候，我们大量地摄入冰镇饮料、食物，一方面让体内的血液循环变慢，另一方面，对脾胃，进而对肾脏运作都会产生不利的影响。现在家家都有空调，炎炎夏日，本该是排出体内垃圾的时节，我们却躲在空调下，长期下去，就会得所谓的"空调病"：体内的寒湿加重，基础体温也会慢慢下降。

所以，保养肾气，让体温维持正常，我们要避免过多摄入寒凉的食物。同时，尽可能地遵循自然规律，按照自然规律衣、食、住、行。

最后，一定要奉劝大家一句：早睡胜过一切，早睡养肾、养心、养身、养生！

◎ 朱丹溪与妇幼保健

凡有病妇，当先问娠，不可仓卒矣。

——张子和

（一）女性保健

在临床实践中，朱丹溪非常重视妇科疾病的治疗。他将妇科疾病分成了四大类：经血、白带、不孕、怀胎分娩。在四大类的基础上，又形成了16门小的分类。他对妇科疾病的研究成果见于《格致余论》的《难产论》、《胎自堕论》、《乳硬论》、《受胎论》、《经水或紫或黑论》等文章中。

朱丹溪认为很多妇科病都和月经失调有关，所以，他把月经失调放在妇科病的首位，并且对其仔细研究。同时，本节开头张子和先生那句话，意思也就是说，治疗妇科病，首先要问问妊娠情况，问问月经的情况，不能仓促。我们先从朱丹溪的两个医案看起。

有一个妇女40多岁，平时就月经不调，月经来的时候腹部非常疼痛。月经过后三四天时间，还是淋漓不止。这位妇女经常感觉到口渴，面色蜡黄，浑身倦怠无力。最后找到朱丹溪，前后用了8帖行气补血的药，症状就消失了。

另一个妇女才20多岁，体型肥胖，胃中有"痰"，不想吃饭。有时勉强喝一碗稀粥，不过，刚喝下去，马上就会吐酸水半碗，吐完之后，就会卧床不起，更不妙的是，这妇女月经不通已经三个月了。朱丹溪诊脉之后，认为妇女月经不通可能跟生气有关，一问家人，果然是怒火攻心的时候，暴饮暴食引起的。朱丹溪给开了行气宣泄的药物。40天后，各种症状消失，身体恢复。

朱丹溪经过临床反复验证，发现可以根据月经的状态判断女性身体状况。举例如下表：

月经表现	身体症状
月经过期而疼	虚中有热
月经过期，血呈紫黑色并有块	血热
月经过期，血色淡	痰多
时间正常，血色紫而成块	血热
行经提前	痰多血虚有热
闭经	血枯

可以说，月经是女性健康的晴雨表。朱丹溪总结了月经不调背后的症状，对女性朋友做调养会带来更多更好的思考。我们在进一步了解女性调养之前，再看一个朱丹溪的医案，对全面认识女性调养更有帮助。

有一个40岁的妇女怀孕后，不幸患了转胞症。转胞是妇女在怀孕期间的一种病症，如果治疗不当，可能会导致母子性命不保。这名妇女患了转胞症后，三天都不能小便，双脚开始肿胀，面容十分憔悴，情况十分危急。朱丹溪诊脉后认为，这是孕妇本身体质弱，加上情绪不好，过度进食，摄入过多的大鱼大肉，使得本身就有些弱的胎儿无法承受而下坠，压迫到了膀胱。"气急为其所闭，所以水窍不能出也。"就是说，孕妇体内气的运行过于急躁，使得受到压迫的膀胱不能排泄了。

在这个医案中，朱丹溪依旧开了补气养血的药，他认为，血气一正，系胎自举。即是说，只要气血运行正常了，胎儿自己就有力量回到原位去。同时，补气养血的药，也可防止孕妇产后虚弱。果然，这位40岁的高龄产妇，不仅治好了转胞症，而且分娩后母子平安，没有任何疾病。

我们就不一一列举朱丹溪在妇科方面的医案了。从

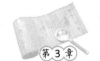
这些医案中，不难看出，无论多么复杂的疾病，朱丹溪治病始终秉持了阴阳平衡、气血调和的原则。那么，女性朋友们能从朱丹溪的医案中，得到什么启发呢？

在调养方面，女性有其独特性，古人认为女性体内的阴阳能量变化跟月亮的盈亏有关。从阴阳角度看，男人属阳，女人属阴；男人属太阳，女人属月亮。月亮每一个月都有一次盈亏，女性每个月都有一次月经。

一个月中，月亮会经历新月、峨眉月、玄月、残月、满月和凸月几个阶段，女性体内的能量也会在一个生理周期内不断变化。如果我们按月亮变化阶段来划分女性生理周期的变化太繁琐。有一些名医将女性一个生理周期划分为三个阶段，每一个阶段进行不同的调理，这样对自我调养颇有帮助。

第一阶段：月经结束时。此时，女性一般是阴虚的，因为阴血大量流出。这时候，最好通过食疗滋阴养血，比如补气补血的水果、干果、坚果，也可以在医生建议下，开一点滋阴养血的药膳。

第二阶段：排卵期后。阳气开始生发，身体的基础体温升高，这时候吃一些补阳的食物，让阳气生发得更好，对身体健康有益。

第三阶段：月经期。此时，身体溶血机制变强，适当地食用一点活血化瘀的食材，可以帮助排出阴血，身体里有淤血，也可一并排出。

有这么一个医案，说明了如何利用女性的独特性为调养健康服务。

有一个女孩子，脸上长了一块黄褐斑，非常头疼，每天上班，只得打上厚厚的粉底掩盖。她找了不少医生，甚至用剥脱、激光等手段都没有见效。最后，女孩找到了一个中医名家。这名中医没有理睬黄褐斑，而是去调养女孩的气血。他认为，这种黄褐斑，归根到底是气血不畅引起的瘀滞产生的。按理说，应该开一些活血化瘀、补气养血的方子，让女孩身体阴阳平衡，气血顺畅。

不过，这名医生并没有马上开活血化瘀的药，而是根据女性生理周期来用药，第一阶段，他给女孩开了滋阴补血药；第二阶段，他在滋阴补血基础上，开了一味补阳的药；第三阶段，他在前两个药方基础上，开了活血化瘀的药（试想一下，假设女孩月经刚刚结束，医生又去活血化瘀，反而会让气机混乱，导致月经不调）。就这样，顺着女孩的生理周期，医生将她的气血调养

通畅了，一个月后，困扰女孩许久的黄褐斑神奇地消
失了。

（二）儿童保健

1344年正月，本来是合家团聚，幸福祥和的月份。
但是，在朱丹溪的老家——浙江义乌，人们却陷入了空
前的紧张和恐慌。因为这一年阳气早动，从正月开始，
气温就不断升高，许多孩子都得了一种叫痘疮的病。前
前后后有100多个孩子死去，这给朱丹溪很大的震动，
从那一刻起，他开始关注儿科，投入到抢救儿童的事业
中来。通过他的努力，许多孩子转危为安。

比如，有一个叫勉奴的孩子，痘已经出了三天，仍
旧面容颜色没有改变，痘没有散发表现出来。朱丹溪认
为这是孩子气血两虚造成的，于是，给他开了补气养血
的方子。然后经过细心调理，彻底治好了孩子的病。有
些孩子的痘疮是因为"痰湿"引起的，朱丹溪通过补脾
胃、导痰湿等方法治愈了。在《名医类案》中，记载了
许多朱丹溪治疗幼儿痘疮的案例。

这一次治疗幼儿痘疮的经历，让朱丹溪深深感到诊
治小儿疾病的重要性，而这恰恰是当时中医的短板。翻

开《黄帝内经》，会发现一个耐人寻味的现象——里面没有"儿科"。在相当长的时间里，中医医学中儿科是一片空白。

宋代名医闫季忠说，行医本来就很难，给小孩子治病就更加难了。难点主要有几个：一是《黄帝内经》中没有关于幼儿疾病诊治的记载，无以为宗；二是医生看病，一般都要诊脉，而小儿脉微难以诊断，而且大多数小儿在医生诊脉的时候都哭叫不止，使医生很难有一个准确的判断；三是既然无法准确判断脉象，就要根据小儿的体型和情绪来判断，而小儿发育未全，骨气未成，形声未正，悲啼嬉笑变化无常，让医生无法把握；四是医生看病要询问病情，小儿不会详细诉说自己的病情，即使说了也不可全信；五是小儿的脏腑柔弱，易虚易实，易寒易热，一般医生很难准确地判断。正是以上种种困难，使得小儿疾病容易被忽视。

朱丹溪并没有因以上困难而却步，而是开始认真钻研儿科的诊治和保健。为此，他还专门写了一篇《慈幼论》，收录在他的医学名著《格致余论》中。

那么，从今天的角度来看，朱丹溪关于幼儿保健有哪些观点和建议呢？

首先是饮食方面，朱丹溪认为许多婴幼儿是由于饮食不当导致了疾病发生。这一点我们在前面《老人孩子的养生》中已经有了阐述，此处就不赘述了。

> 情欲动中，乳脉便应；病气到乳，汁必凝滞。

在这里，我们重点谈谈母亲对幼儿的影响，这是朱丹溪关于幼儿保健非常重要的观点。

哺乳期间的妇女在饮食方面尤其要注意，朱丹溪认为母亲的食物下咽之后，通过一系列过程，会转化为乳汁。"情欲动中，乳脉便应；病气到乳，汁必凝滞。"这句话的意思是，母亲的情绪会带到乳脉中，直接影响到乳汁的多寡好坏；如果吃了不适宜的食物，病气就会传到乳汁中，乳汁必然会凝滞。小儿吃了这样的母乳，马上就会生病。朱丹溪还总结了因为母乳生病的孩子的症状："不吐则泻，不疮则热，或为口糜，或为惊搐，或为夜啼，或为腹痛"，为了避免这些症状的发生，除了母亲注意饮食和情绪外，还要注意观察。朱丹溪说，上述症状刚刚发生的时候，孩子小便一定会减少，此时，大人就应该警觉，及时找到原因，对症治疗，这样才可以让母亲和孩子都平安。

后来，明朝著名中医王肯堂继承了朱丹溪的思想，对母乳喂养作出了更明确的指导，现摘录出来，以飨读者。

王肯堂说："夏不去热乳，令儿呕吐；冬不去寒乳，令儿泄泻复痢，尤不可不谨。"这段话的意思是：夏天炎热，母亲摄入过多的温热性食物，令乳汁暑热重，孩子吃了就会呕吐；冬天寒冷，母亲摄入过量寒凉的食物，令乳汁寒气过重，孩子可能泄泻不止。所以，在饮食方面，母亲不得不谨慎啊。

同时，王肯堂进一步发挥了朱丹溪情绪对母乳影响的观点。王肯堂说："喜乳咳喘生惊，怒乳疝气腹胀，热乳面黄不食，病乳能生诸疾，壅乳吐逆生痰，醉乳恍惚多惊，淫乳必发惊痫。"母乳如此，何况牛乳、羊乳，"性动身劳不乳娃"，《生命乐章》中杨中武老师跟每位学员都会深入阐述其中的奥义。

今天，许多年轻母亲对饮食和情绪跟母乳的关系都有一定的认识了。除此之外，朱丹溪还发现，母亲的身体对孩子的影响也非常大。母亲身体的强弱、个性温和还是急躁，德行是好还是坏，都影响着孩子。当孩子生病了，更多人可能是从外在的寒热、饮食、个性、体质等多方面来看待。然而，朱丹溪认为，许多病其实在胎里就得下了，只不过一些家长甚至医生没有注意到。

我们先看两个医案：

朱丹溪的二女儿比较瘦，性子急，体内有热，在怀孕三个月的时候，正是炎炎夏日，二女儿口渴不停地喝水，这时候，她不时地发着低烧。朱丹溪知道低烧对她身体和胎儿都不好，于是给二女儿开了几贴祛热、滋补脾胃的药，让她调理。结果，二女儿有点懒，吃了几帖药后就停了。后来，孩子出生了，到两岁的时候，孩子浑身疮痍，没有用药几天又好了；再过几天，就发展为疟疾，出汗、头疼、口渴、全身无力。但是，朱丹溪没有从疟疾入手治病，而是从治疗胎毒入手，很快小孩就痊愈了。治好了病，朱丹溪责备女儿道："如果你在怀孕的时候，不偷懒，多服用几帖药，将身体调养到最佳状态，怎么会有胎毒发生在孩子身上呢？"

一个陈姓家的女儿，8岁时得了癫痫病，当天气转阴，或者是她遇到惊吓的时候，癫痫就会发作。发作的时候，口吐白沫，声如羊叫，看到女儿这样，陈家人非常紧张难过。后来，陈家人找到朱丹溪诊治，朱丹溪诊治后认为，这个女孩子发病，是因为她在胎里的时候，受到了惊吓，过去8年之后，病才发作。朱丹溪叫女孩子饮食淡味，然后开了药物调理。半年过去了，女孩终于痊愈，再没有发过癫痫。

以上两个医案，说明了母亲身体、情绪、饮食对孩子身心发育的影响。朱丹溪在对儿科疾病的诊治过程中，总是不厌其烦地告诫年轻的父母，从怀孕开始，就要给孩子一个良好的发育成长环境，如能细心做到，就能把某些疾病消灭于萌芽状态。

◎ 丹溪红曲——酶的应用

酶决定你的健康和寿命。

——新谷弘实

在《生命乐章》课堂上，我们把人的健康比作是一座房子。房子的根基是睡眠，两根支柱是运动和情绪，"门"是生活节奏和韵律，"窗户"是环境，即阳光、空气、水。两个"屋顶"，一个代表饮食，一个代表语言。"房顶"上的天线是信仰，也就是信念力和相信的力量。那么，是谁将这座"房子"建造起来的呢？答案是：酶。

有些朋友会发现，当我们咀嚼馒头的时候，越咀嚼味道越甜，这就是因为我们的唾液中分泌出了淀粉酶分解馒头变成了麦芽糖。当馒头进入我们的消化系统后，消化酶会将淀粉进一步分解，变成可以吸收的能量。

那么酶是什么呢？酶是活细胞产生的一种具有生物

催化作用的蛋白质和氨基酸，可以帮助人体最有质量最高效地完成消化、吸收、分解、转移和代谢等生化反应。

如果在吸收、消化过程中，没有酶的参与，会发生什么问题？有人做了一个实验：

将一杯淡紫色的淀粉溶液放在空气中，让它自然溶解；为另一杯紫色的淀粉溶液加上几滴淀粉酶。实验结果表明，第二杯淀粉溶液在淀粉酶的作用下，30秒钟就分解成了乳白色的麦芽糖、葡萄糖；而第一杯淀粉溶液分解完成消耗的时间为347天。试想一下，我们吃下去的馒头，要经过347天才能转化为可以被吸收的能量，我们早已没有生命了。所以，酶在生命活动中主要起催化作用，它让食物被分解的速度提高了100~1000万倍。

我们常常有这种经历，饥饿的时候肚子咕咕响，这时候，或许很忙，没能顾得上吃饭，等时间充裕了，却发现不想吃饭了，俗话说，这是饿过头了。

这跟我们体内的酶有关系。

我们之所以饿，是因为能量不足，血糖降低，人就感觉到了饥饿。这时候，大脑就会发出指令，让下丘脑（调节内脏活动和内分泌活动的神经中枢）产生激素刺激甲状腺，甲状腺分泌甲状腺素。甲状腺素首先刺激胃分泌消化酶做好消化准备，迎接食物的到来，同时刺激胃蠕动，分泌胃酸，空肚子情况下，胃不停蠕动，我们就听到了肚子咕咕响；这种咕咕声就是胃在提醒我们："我准备好了，该进食了。"如果我们没有进食，身体就会启动保护机制。甲状腺素就会激活降解糖元的酶，分解体内储存的糖元，充实到血液中，让血液中的血糖保持在正常水平，这时候，人就感觉不到饥饿了。

人体内大概有4000多种酶，每一种酶所扮演的角色都不同，有的是促进消化的消化酶，有的是专门清理体内死细胞、垃圾的代谢酶。身体里有40~60兆个细胞，它们的活动都要靠酶的催化来完成。因此，有人说酶决定生命。

通过上面的分析，我们可以得出一个结论：无论我们吃进去多少营养物质，如果身体中缺少酶，或者酶的活性不够，那么都不能很好地消化吸收这些物质。因此，我们要保持酶的充足，也要关注酶的活性。

酶的活性跟温度是有关系的。人类已经有几百万年历史，随着进化，我们人体中酶的适宜的温度跟我们的身体一样，也在37℃左右，过高、过低都不好。在酶存活的温度下（<42℃）温度越低，活性越高。

酶，朱丹溪有广泛的运用，只不过当时没有明确提出这样的概念。但是，发酵在中医里面始终占有很重要的地位。朱丹溪在用药的时候，也常常用到发酵的药酒。为此，他还潜心研究，在红曲米基础上（红曲米是将红曲霉菌种接种于大米饭上，保温培养制作而成），酿制了红曲酒，用于治病。他将红曲酒的功效还写进了《本草衍义补遗》中："红曲，活血消食，健脾暖胃，治赤白痢、下水谷，陈久者良。酿酒，破血行药势，杀山岚瘴气，治打扑损伤。"这段话的意思是：红曲，具有活血消食、健脾暖胃的作用，治疗赤白痢（大便中带脓血的痢疾）、下水谷（大便中夹杂着未消化的东西）等症状，红曲时间越久效果越好。如果用来酿酒，则有行血气、治瘴气、疗跌打损伤等功效。

那么，对于我们普通读者来说，了解了酶跟生命健康的关系后，接下来最关心的问题是：我们如何保证身体中不缺乏酶呢？

有两条途径："做加法"和"做减法。"

做加法：从水、新鲜的水果蔬菜中摄入酶。有朋友很疑惑，平时没少吃蔬菜啊，怎么体内酶还缺乏？这可能跟饮食方式有关，比如大量地吃高温烹饪过的食物，就不利于酶的摄入，酶在高于50℃的环境中就失去了活性。另外，尽量吃七成熟的水果，因为七成熟的水果含酶是最丰富的。如果还觉得不够，可以补充一些活力酶饮品。

随着年龄增长，身体里酶的活性不断降低，此时，可以补充一些含铁、锌、钠等微量元素以及丰富的天然食物，这些元素被称为"辅酶"，即是辅助酶之意，它们对提升酶的活性有帮助。

做减法：酶分为外界食物中摄取的（阳性酶）和我们身体中合成的酶（阳性酶）。身体合成酶，需要耗费大量能量，是非常珍贵的，所以要避免无谓的浪费。酗酒、吸烟、或者大鱼大肉、滥用食品添加剂和药品、熬夜、纵欲等产生大量的毒素需要酶的分解，造成酶的大量消耗。

酶决定"存亡"，决定健康。在自我调养的道路上，我们要重视酶的摄入和补充，让酶为我们的健康加分。

[第4章]

朱丹溪自我调养之"心法"

·本章导读·

中医认为:"万病由心起。"我们的情绪、记忆、信息、个性、信仰、思维、信念、恐惧等都与健康有着密切的关系。

有这么一个很有意思的故事,说明了"心"跟疾病的关系。

民国时期,有一个叫王凤仪的大善人,为许多人治好了疑难杂症。比如,有一个人手伸不直,几十年的老毛病了,到王大善人这里一看就好了;还有各种各样病症的人到王大善人这里来,重新收获了生命的健康和喜乐。那么,王凤仪是一个神医吗?他到底"神"在哪里?

他"神"在给病人治疗的手段很"神",很独特:他通过讲病来治病,也就是给病人讲道理达到治病的效果。

记得伟大的哲学家柏拉图说过:"一般医生所犯的最

大错误在于他们只想医治人的身体，却不想医治人的精神，可是精神和肉体是统一的，是不能分开处置的。"

回到一代医宗朱丹溪这里，虽然《黄帝内经》已经讲到了心理因素对人身体的影响。但是，真正将心理因素纳入疾病治疗的开拓者是朱丹溪。他通过给病人疗愈情致、心理方面的问题，达到治病救人的目的。他同时十分重视对人身心灵的调养，所以，他走过的地方，民风都为之一转。那么，这又是怎么一回事呢？

答案都在本章——朱丹溪自我调养之"心法"中……

◎ "喜"与"心"的奥秘

寒暑伤形，喜怒伤神

——《黄帝内经》

（一）"五志"与"五脏"

可以说，从《黄帝内经》开始，上千年来，人们越来越认识到情绪、精神、性格等因素与疾病有着紧密的关系。日本心身医学会主席说："所有的疾病都是心身疾病。"在中国，身心灵的研究也越来越广泛，人们对健康的认知越来越深入。

不过，一谈到情绪、精神，许多人恐怕有一种很飘渺的感觉，仿佛一缕青烟，飘忽不定、抓不着。而中医智慧将告诉我们，情绪的发生不是飘渺的，它跟五脏、身体密切相关。甚至我们之所以有这样的情绪、精神状态，有可能是身体在发出某种信号。

《黄帝内经》将我们的情绪分为喜、怒、思、悲、恐，被称为"五志"，再加上"忧、惊"就成了"七

情"。不管"七情"还是"五志",它对应的都是我们的脏器。"五志"分别对应着五个脏器,如下表:

喜伤心

怒伤肝

思伤脾

悲伤肺

恐伤肾

我们探讨"喜"与"心"的奥秘前,先用一小节给大家简单地讲了"五志"和"五脏"的关系,是希望大家在后面的学习中对"五志"和"五脏"的对应关系心中有数。

那么,纵观人类对健康认识的历程,我也有一些思考。在一次电视访谈中,我提出了自己的观点:我将人比作一台电脑,这台电脑要正常地运行,必须有两个要件:过硬的硬件基础+强大的软件平台。我用两个公式来表示:

身体——硬件：

$$空气+水+食物 \xrightarrow[\text{催化剂（酶）}]{\text{温度}} 躯体+消耗+垃圾$$

灵体（心灵）——软件：

记忆+感受+情绪+磁场+环境+经历+遗传+能量+

信息——→灵体+心灵垃圾

　　如果一个人能够将两个公式中的"加减法"做得很好，他离我们的目标——身心灵健康喜乐就不远了。可以相信，每一个人，只要用心，一定能够在身心灵喜乐方面有所收获。那么从现在开始，就要进入"软件"领域。在这方面，我们的古人如朱丹溪等医学大师们已经有了很多实践，给我们留下了宝贵的财富。

（二）"喜"是一味好药

　　《黄帝内经》说："心者，君主之官也，神明出焉。"心是五脏的"大官"，归五脏之首，心藏神，心神就是这个意思。心感知外面的情绪，我们常常说心花怒放，心神不宁，心情不错都与心有关。仔细观察"五志"中的五种情绪，如果说文解字，每一种情绪都与心有关。

五种情绪中，"喜"和心关联最为密切。《黄帝内经》说："喜伤心"，是指"过喜伤心"，意思是欢喜过了度将对心脏造成伤害。但是，在一般情况下，喜乐是我们最好的情绪，是最值得好好珍惜的。我们祝福亲戚好朋友，总会带上"喜"字。"喜"在古体字里面，上面是一个"鼓"字，下面是一个"口"字，表示一个人张口大笑，所以，敲锣打鼓为"喜"。

姜文主演的电影《寻枪》最后有一个镜头：姜文费尽千辛万苦，终于找到枪了，太高兴，太喜悦了，以至于他的笑容都快僵住了。他肩膀上挨了一枪，还在淌血，他竟然浑然不知，就那么不停地向前走着……

从医学上解释，这种"喜"具有镇静的作用，所以，"姜文"感觉不到疼。美国有科学家做过实验，一个人高兴狂喜一分钟，对身体的镇静作用相当于打了六只杜冷丁。

中医在情志治疗方面有一个很重要的方法叫以情胜情，用一种情志去克制另一种情志。在前面，谈到了五脏与五行的关系，因此，我们可以通过五行相生相克，

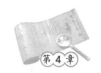

来推断情志相克的情形。在五种情志中，"喜"是一员"大将"，是一味好"药"，他能解决我们大多数情志的困扰，比如忧、思、怒等。我们在前面提到过朱丹溪的一个医案：状元弟弟忧思不起，朱丹溪建议"以喜胜忧"的疗法，将状元弟弟安置在一个有吃有喝有穿有房的地方，弟弟一高兴，病就好了。其实，古代还有一些名医的例子，也可以充分说明"喜"是一味好药。

有一次，一个年轻人的父亲被强盗杀了，家中的顶梁柱没了，这个年轻人悲伤不能自持，天天哭，哭声终于止住后，他发现心窝部位疼痛，而且不断加剧；一个月后，他的心窝处出现了一个结块，有石榴那么大，找了许多医生都无能为力。最后，找到了著名医生张子和，张子和问清了病情之后，来到了年轻人的卧室里，看见年轻人身旁坐着一个巫婆，（看来，年轻人已经病急乱投医了。）张子和没说什么，立即手舞足蹈，装成巫婆的样子，还讲了许多笑话，结果病人噗嗤一声笑了出来。半个月后，年轻人的病症就全部消失了。张子和就是充分运用了"以喜胜悲"的情志疗法。

从上面的案例中，我们可以发现，情绪致病最终会反映在身体上。今天许多的肿瘤病，发病的因素大多和情绪有关，我们在后面讲到其他情志的时候，会涉及到。

对于自我调养来说，保持良好的情绪，某种程度上是指保持喜悦平和的情绪。因为喜悦能够战胜其他不良的情绪，自然，它也能在调养中起着关键性的作用。那么，我们要如何收获和保持喜悦的情绪呢？

在《生命乐章》一书中，讲了一个我亲身经历过的事情。当时，我去美国学习，那时候，我对许多事情的看法还不全面，我想美国是最发达的国家，飞机不会出故障，不会晚点的。没想到，我乘坐的那趟飞机却因为故障晚点了，这让我的心情一下子郁闷起来，情绪糟糕到了极点。后来，我开始了反思，飞机晚点并没给我带来多大的损失。我为什么怒不可遏？因为我内心的标准太高，以至于不能用一颗包容心来接受眼前发生的事，这就是我不快乐、不开心的原因。

从那以后，我做出了改变，每次上飞机前我都会带上几本书，我发自内心接受了"飞机晚点也很正常"的观念，我可以利用这段时间看看书、充充电，这样也很好。思维的转变，让我变得快乐起来。

今天看到一些人脸上没有笑容，没有喜乐，或许是因为他们在乎的东西太多，被压抑住了。我们因为觉得自己不完美，所以恐惧未来，恐惧将来赚不到钱，

有舍才有得。我们要舍去压抑、恐惧，得到快乐、开心。

没有理想的事业。于是，我们将自己压抑起来，没有喜乐，长期下去，身体、细胞都会不堪重负。

我们要想喜乐，让笑容绽放在脸上，需要明白一个真理：痛苦是快乐的开始。面对痛苦，面对不完美的自己，我们选择的不是去对抗，而是接纳，发自内心地接纳。就像《生命乐章》里面所说的："当我们接受疾病的时候，我们就会充满健康；当我们不去苛求完美的时候，我们的人生才会变得完美。"格桑泽仁说过："接纳自己的存在，旅行者坐在自身的'缺陷'里看到了自己的灿烂。原来，所有的自己原本就是这样的，接纳的时候，一个人就能成长得更快。"

如果我们能够拥有这样的心态，将内心的压抑彻底释放出去，我们离喜乐的生活又近了一步。这时候，即使面对突如其来的疾病，我们也会笑着去面对。

《生命乐章》还提出了一个观念：收获喜乐，可以从改变感觉开始，而改变感觉，就从笑入手。

当我们不开心的时候，勇敢地找到自己的痛苦，对着镜子，让自己的嘴角上翘，大声地笑出来。当我们将这种感觉持续，你终将会发现，你的心情发生了微妙的变化，那种不开心、不快乐的情绪在减少；痛苦和纠结在慢慢消失；喜乐和美好的感觉渐渐地回到身体内……保持下去，训练自己到这样的境界：当不愉快的事情发生时，我们能立刻哈哈大笑。我们让内心的快乐成为一种本能，让灿烂的笑容时刻在脸上绽放，那么，我们将受到周围人的欢迎，这种积极的氛围会反过来作用于健康，让我们的情绪更加积极喜乐，身体自然会更健康。

（三）过喜伤心

《黄帝内经》说："喜则气和通达，故通利，则气缓。"这句话说明了"喜"对气血通畅很有帮助，对健康有益。不过，"气缓"有两个意思：一是气和缓，具有正面意义；二是气散了，具有负面意义。所以，《黄帝内经》又说："喜伤心"，意思是过喜伤心，伤心则气缓。

现在许多年轻人在大城市打拼，平时很少在家。过年的时候，一大家人都回去了，这时候老人特别高兴。可是，常常因为高兴过了头，情绪过于激动，让长辈身体出现不适，这有可能就是过喜伤心的日常例子。

看过《说岳全传》的朋友就知道，里面有一个大将牛皋，抓住了一辈子的宿敌金兀术，哈哈大笑三声，气绝身亡。

《范进中举》中的范进几十年没有高中，物质上，家里常常揭不开锅；精神上，受着老丈人的打击和妻子的窝囊气。天天如此，年年如此。可想而知，范进内心压抑的程度。当报录人告诉他中了举人后，那种兴奋是无法用语言形容的。所以，他发疯似地一边跑一边喊，这就是过喜扰乱了心智呈现出的癫狂状态。

日常生活中，我们也会见到过于欢喜无法自持的人。比如，一个小学生看了一个笑话，于是，整整一个上午不停地咯咯笑着，停不下来。假设见到一个人狂喜到快要癫狂状态了，我们能帮助些什么呢？

心属火，肾属水，水可以克制"火"；心主喜，肾主恐，因此，从中医以情胜情的角度看，"恐"可以克制"喜"。

回到《范进中举》的场景中，范进疯癫地一边跑一边喊、闹，所有人都惊呆了，范进家人更是紧张，好不容易中举了，这要是疯了，一切功夫都白费。报录官显然是学过中医的人，他问道："范进可有害怕的人？"了解范进的人都知道范进老丈人胡屠户平时没少骂他、折腾他，范进最害怕老丈人。于是，报录官跟胡屠户耳语了几句，几分钟后，胡屠户来到范进跟前，二话不说，一个大耳光给范进。这一耳光一下子将范进"扇"回了正常世界。

如果换了其他人给范进一耳光，可能就不会有效果，因为范进最害怕老丈人，这耳光只有老丈人来执行才有效。这就是用恐惧治疗过喜的一种方法，叫"恐胜喜"。

有些朋友可能觉得这个办法确实有效，比如，当一个人狂喜的时候，给他讲一个恐怖故事，就能让他平静下来。但是，运用此方法一定要注意"度"，过度了，有可能将病人由过喜变成抑郁症患者，那就得不偿失了。清代大名医徐灵胎就经手过这么一个医案：

有一个人中了状元，太高兴了，于是哈哈大笑，这一笑，糟了，再也停不下来。这么天天笑下去，人迟早会给笑没了。家人找了许多医生，都不见好，最后找到了徐灵胎。徐灵胎把了脉，发现这是过喜伤心，扰乱了气机，气机乱之后，心神收不回来。他想到了以情胜情，用"恐胜喜"的方法。

第二天，徐灵胎假装给状元把脉，把完脉，他眉头紧锁，对状元说："大势不好，十天之后，你就会重病而死！"状元一听，顿时吓呆了，瞬间停止了笑。徐灵胎接着说："三天后，你到某某地方，找到那个医生，只有他能治好你的病。"沮丧的状元三天后找到那位医生，医生交给他一封信，这信是徐灵胎写的，他在信中说明为了治病故意吓唬他，请原谅。状元一下子就明白了，情绪恢复了正常，狂笑的病也好了。

如果没有那封信，很可能会导致状元从此抑郁，在潜意识作用下，真的会造成病变。实际上，不是所有的过喜症状都能用"以情胜情"的方法。有时候，一个人过喜，可能是身体发生了病变，比如气机紊乱导致痰浊上涌，堵塞了心窍。所以，当我们发现自己过喜之后，要及时问诊。

古代有这么一个妇女，生了一个大胖小子，太高兴了，从此落下一个毛病：喜笑不休。她找了不少医生，用尽了各种方法也没有治好。最后，邻居不经意地给了她两颗酸梅，治好了她嬉笑的毛病。

酸，在中医里主收敛，可以收敛因过喜导致涣散的气。比如，今天晚上开晚会、朋友聚会，玩得太高兴，兴奋得睡不着觉，就可以喝点醋，或者吃两颗酸梅，将气收敛收敛，就容易睡着了。

上面我们讲了"喜伤心"的案例，以及如何疗愈"过喜"的症状。那么，假设我们能够控制自己的情绪，让它喜乐，但不狂喜，不让过喜的情绪伤"心"，也不让悲伤的情绪扰动心神，这样，对健康岂不是更好？要达成这样的目标，我们需要有"不动心"的智慧。

从中医角度看，人体有两套系统，一套为"体"，一套为"用"，体包括"五脏六腑，"而"用"则是"四肢"和"大脑"，大脑掌管着四肢。怎么理解"体"和"用"呢？"体"就是根本之意，西方一些人认为头脑才是根本，是最高司令部。中医不这样看，中医认为五脏六腑比头脑还"根本"，所以为"体"。举个简单例子：我们的头脑无法指挥肠胃消化快一点，也无法指挥肝脏快解毒。相反，五脏六腑运作出现了问

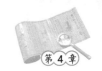

题，却能对大脑造成很大的影响。所以，中医认为头脑跟四肢一样，都是拿来"用"的，四肢干体力活，头脑做脑力活。

西方很多人认为思维、情绪是大脑的事，不关心脏；中医则认为人的思维和情绪跟大脑和心脏都有关系。我们常常说一个人"心事重重"，没有人说"脑事重重"，我们还说"心神不定"、"心气儿高"，等等，都跟"心"有关。我们情绪很重，想不开，第一个反应不是头疼，而是胸口堵，不想吃饭。这些都说明思维、情绪跟"心"是有关系的。

那么，什么是"不动心"的智慧呢？我们就从先人们的思索中找寻答案。

老中医们有一句话："勤动脑体不动心。"上天给我们头脑和身体，是拿来用的。勤动四肢，勤动脑筋，才有好未来。不动心，是指心不要妄动。心为五脏之大官，五脏之首，五脏之首妄动，其他脏器必然跟着动，整个脏腑的气机就乱掉了，就会导致"五内俱焚"的可怕后果。打个比方，五脏就像是以心脏为总指挥的五员大将，总指挥经不住诱惑，耐不住寂寞，这支队伍一定没有战斗力。

不动心，还有更深层的意思，那就是"不妄为"。

老子说："无为而无不为。"这句话的意思是"无妄为而无不为"。它要求我们不要让心妄动妄为，而是按照自然规律做事情。当老师的按照教育的规律教书，商人按照经商的规律做生意，律师按照法治的规律打官司，不妄为，不胡来，事情就一定能够做成。那么人的心情也会很平静，不纠结。如果能做到这一点，就是老子眼中的"德"。

谈到做事讲规律，还有一个时间规律的把握问题。有些人一辈子不快乐，就在于他老在"想事儿"，老在"劳心、动心"。孩子刚出生，他每天就在为孩子上幼儿园的事睡不着觉；孩子刚上小学，又在为上什么样的中学操心；刚上中学，又在操心大学；大学还没有毕业，又在操心孩子成家的事。在老子看来，这就是心的"妄动"，带来的是心神不宁，精神不振，严重的还会发生身心疾病。

正确的做法应该是在正确的时间，做正确的事情，全心全意，尽力而为。春天，播种的季节，我们就专注地播种、施肥、培土，不要想着收获的事儿；到了秋天，该收获了，就别犹豫，果断收获，关键是要尊重这个过程。比如我们刚到一个公司，就别因为想着马上要加工资而睡不着觉，应该做的是多适应，多学习，做好当下的事情，加工资会在合适的时机到来。这样的智慧，就会让我们"不动心"，很平和地面对生活，没有纠结，很顺遂，晚上休息得好，气机运行通畅调和。这种状态，自然有助于健康。

◎ "悲""恐"与自我调养

圣人忘情，最下不及情，情之所伤，正在吾辈。

——王戎

（一）"悲伤肺"

看过《庄子》的朋友或许了解，庄子妻子死后，他击盆而歌，无比地洒脱，"看得开"。

魏晋时期有七个名士，号称"竹林七贤"，他们崇尚老庄哲学，放荡不羁，一心要活出"洒脱"来。七贤中有一个人叫阮籍，一天，他最挚爱的母亲去世了。出

> 因悲哀而动中者，竭绝而失生。

葬那一天，阮籍很不羁，一边是农民们帮忙给他母亲下葬，另一边，他吃着烤乳猪，喝着酒呢。所有人都觉得这人太不可思议了，母亲离世，他竟然都不悲伤。结果，当他吃完烤乳猪，看着母亲坟茔，竟大喊一声，口喷鲜血，差点死过去。看来，他不是真洒脱，而是心中

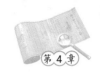

有无限的悲伤啊。

另一个名士王戎则有所不同，他的小儿子不幸去世，他十分悲痛，茶不思饭不想，有人去劝他，说庄子妻子死后，他击盆而歌；阮籍母亲去世，他还在喝酒吃烤乳猪，你也是"竹林七贤"，不要太悲伤了。这时候，王戎说了一句引起千百年来人们共鸣的话，王戎说："圣人忘情，最下不及情，情之所伤，正在吾辈。"这句话的意思是：圣人境界太高，可以洒脱忘情，最下等的人不懂得感情，其实，最放不下感情的，是我们这些普通人啊！

我们每一个人都有情感寄托，总会遇到令我们悲伤、情绪低落的事情，这都是正常的。只不过，悲的情绪超过一定的度，就会对身体造成很大的影响。尤其是伤肺，肺又和眼泪紧密相关。因此，人十分悲伤的时候，总是不停地掉眼泪。

《黄帝内经》说："因悲哀而动中者，竭绝而失生。"如果因为长期悲哀不能自已，导致气机紊乱，最后有可能失去生命。

西汉年轻的改革家贾谊个性很敏感，但是非常有才华。20岁那年，他就被汉文帝召为博士，不到一年，又被提拔为太中大夫（掌管议论的官职）。他的才华受到了朝廷许多人的妒忌，这些人便在背后拼命参奏他，打他的小报告。汉文帝最终也没有办法，只得将他发配到长沙做长沙王的太傅（老师），后又做梁怀王的太傅，没想到梁怀王骑马摔死了。贾谊想，自己遭到贬斥已经够伤心了，现在连老师都当不好。越想越悲伤，于是，他整整哭了一年，彻底哭坏了身体，在33岁那年就去世了。

要怎样疗愈一个人的悲伤情绪呢？我们从朱丹溪的一个医案说起吧。

有一个秀才刚刚结婚，妻子就病故了。这个变故给秀才很大的打击，于是，他每一天以泪洗面，不能进食。没多久，忧伤过度的秀才病倒了。他的家人找了许多医生，都没能治好他，最后找到了朱丹溪。朱丹溪为他把了脉，发现秀才是由于悲伤过度伤了肺，影响了气机的运作，造成了气血不畅，最后一病不起。

朱丹溪灵机一动，对秀才说："真是太好了，你的脉是喜脉，你怀孕了！"秀才一听，扑哧一声就笑出声来了，心想朱丹溪啊朱丹溪，你真笨，我是男的，怎么会怀孕呢？之后，秀才见人就讲这个笑话，慢慢地有了食欲。几个月后，秀才的病彻底好了。

朱丹溪运用的是以情胜情中"以喜胜悲"的方法，通过快乐战胜悲伤。人们常说，"笑一笑，十年少"，"肺主皮毛"，肺功能很好的人，皮肤看起来非常光洁，非常好。经常笑一笑，可以使胸部扩张，肺活量增大。

要保养好肺，我们必须学会调节悲伤的情绪，学会给自己"快乐冲洗"。著名催眠大师格桑泽仁说："每个人的内心都像一汪大海，存放着各种各样丰富的情绪，所以每个人原本就完全知道，快乐、恐惧、忧伤、愤怒、失望、沮丧、激动……所有的情绪都潜藏在大海里，或者说已经与大海融为一体。在恰当的时候，不同的情绪会出来表达自己、保护自己。"

"我们当下的感觉则像是浮出水面的一只小小杯子，这只杯子容量是一定的，可以盛几种情绪，我们让快乐的情绪在杯中增加，感觉的痛苦就自然减少，也就是说，我们可以用增加快乐来减轻悲伤痛苦。正如沐浴时热水滑过身体，寒冷就会被温暖所取代，这就是快乐冲洗。"

如何"快乐冲洗"，让快乐更多，悲伤痛苦更少呢？

格桑泽仁说："最重要的是重复快乐的语言，用积极快乐的语言与人交流。因为潜意识里最容易认同自己的声音和语言，并在大脑里建立相应的神经网络。悲伤的语言建立感受悲伤的神经网络，快乐的语言建立感受快乐的神经网络。越多次重复，神经网络带来的感受越强烈。如果一个人只会说快乐的语言，开始的时候也许很困难，但是只要坚持，成为习惯，大脑中快乐的神经网络就会越来越大，人就越来越容易快乐，也渐渐习惯用快乐冲洗自己的身心。"

其实，经历过快乐冲洗，我们可以在心灵中创造出一个神奇的染坊，将那些灰白的抑郁，暗淡的沮丧，统统扔进浸染池中，出来的就是色彩绚丽的快乐。

（二）恐伤肾

肾属水，恐惧伤肾。肾气是两便的开关，我们看到小说里，甚至现实生活中，常常说吓得这个人尿裤子就是这个道理。这也说明恐惧与肾脏有关，恐惧让肾气受损，可能就让两便失禁。

但是，恐惧也有它一定的作用。恐惧也是身体自我保护的一种机制。就像我们到一个空气污浊的地方，鼻子马上会不舒服，会打喷嚏。其实，这是身体在发信号；正是有了对高度的恐惧，我们在高楼上会特别留意高楼的边沿，防止不幸坠落；我们经过悬崖边，恐惧感让我们更加集中注意力。

不过，恐惧持续的时候过长，将对人造成不小的伤害。有人做过一个实验来证明长时间的恐惧对身体的危害。

有一对孪生的小羊，非常健康。工作人员将其中一只从羊妈妈身边带走，放在一只狼的旁边，这只小羊就因为每一天生活在恐惧中，身体产生了严重的病变，逐渐地消瘦，仅仅两个月之后，这只小羊就死了。而另一只跟在羊妈妈身边的小羊，远离了恐惧，越来越健康。

这个实验说明了恐惧对健康的伤害。在中医医学看来，当一个人气机不顺的时候，气会"打结"，导致血液不通畅，我们常说"不通则痛"，轻则身体疼痛，重则气凝结，形成肿瘤。所以，过多的恐惧情绪，有可能导致身体最终发生癌变。

七情中，恐惧对肾的伤害最大，而肾乃身体之阳，肾精滋养着我们的身体，肾阳像阳光一样温暖着五脏六腑，维持着身体的温度。可以想象，如果因为恐惧导致肾脏受损，整个五脏六腑"阴雨连绵"，肾精也不能固摄，最终结果就是气机彻底紊乱，五脏六腑发生病变，导致生命堪虞。古代有这么一个医案，说明了恐惧对肾的影响。

有一个人去爬山，回来得晚了，经过一座阴森的寺庙，由于气氛恐怖，被突然看见的东西彻底吓破了胆。回去之后，他每一天小便五六十次，很显然，肾受到了极大的伤害，导致小便失禁。找了很多医生，也无能为力，十天之后，这个人就因为肾衰竭死亡了。

清朝光绪皇帝四岁登基，没有亲人，没有朋友，一辈子生活在慈禧太后的呵斥中，过着恐惧的生活。他30多岁死在慈禧去世的前一天，许多人认为是慈禧临终时下了旨意用砒霜毒死了光绪皇帝。其实，即使没有慈禧太后的旨意，光绪皇帝恐怕也不能长寿。

因为长期的恐惧生活，光绪皇帝的肾出现了大问题，患上了严重的滑精病。当时，有一个医生被朝廷征召去给光绪帝看病，这位医生给光绪皇帝把完脉之后，在日记中写道："我本来想通过给皇帝看好病，为自己博得一个好名声，让儿女衣食无忧，不过，诊脉后，我只求不要出现差错就谢天谢地啦……"从这位医生的日记中，可以看出光绪皇帝已经病入膏肓了。

从这些医案中，我们想必已经了解了恐惧对肾、对健康的危害。那么面对恐惧，古人在心理治疗方面采取什么方法治疗呢？

大家都听过杯弓蛇影的故事吧，这也是一种典型的以情胜情的治疗方法。

晋朝人乐广请一个朋友来做客，在吃饭喝酒的时候，挂在墙上的弓印在了客人的酒杯里，像一只小蛇。客人面对主人的热情，又不好推辞，只好一饮而尽。不过，客人回去之后，因为恐惧，就卧病不起了。

乐广知道这件事后，将朋友叫到家中来，将事情的原委给朋友说了，还现场做了演示。朋友弄明白之后，心中的恐惧消失了，病也就好了。

对于恐惧的事情，一定要分析出恐惧背后的原因，分析的过程就是"思虑"的过程。在以情胜情中，思胜恐。即是说，用思考去寻找恐惧的根源，消除这个根源，就能解决恐惧带来的疾病。从中医上说，思、虑归脾脏，脾属土，土能克水。思的过程实际上是一个气机收敛的过程，刚好可以将因为恐惧产生的气机涣散收敛回去。

虽然，我们不见得会因为恐惧卧床不起，可是，恐惧的心理却常常困扰着我们。恐惧社交、恐惧演讲、恐惧颜色，甚至因为恐惧疾病导致更严重的疾病发生。恐惧成为一种普遍而严重的情绪因素，阻碍着人们健康喜乐的生活。换句话说，如果我们能够认识恐惧，不被恐惧左右，我们的生活是不是会呈现完全不一样的风景？

（三）恐惧是想象出来的

科波拉的名片《现代启示录》里有这样一个镜头："我"行走在永远也走不完的河流上，对即将要面对的事实恐惧不已。当"我"见到那个隐藏在森林中拒绝作战的军官时，恐惧让"我"举刀向他刺去，这样可以让"我"减轻心理压力，伴随着军官不停地在地上翻滚，"我"也不停地说着"恐惧——，恐惧——"

哲学家蒙田说："恐惧甚至比死亡本身更可憎，更让人难以忍受！"

可以说，千百年来，人们就在与恐惧作"斗争"。但是，直到今天，恐惧仍然困扰着我们，甚至成为健康杀手。对于恐惧，我自己也有过很深的体验。

在1996年，我陪亲戚去医院看病，我永远不会忘记，那一天医生拿着体检报告单出来时的样子：面无表情，准确地说是麻木。过了几秒钟，他用非常凝重的语气问："谁是病人？谁是病人？"

不久前，亲戚的一位家人因为肝癌刚刚过世。所以，他非常紧张。看到医生的表情，加上医院周遭的环境，更加重了他内心的恐惧不安，那种恐惧，我强烈地感受到了。等了一会儿，亲戚才战战兢兢地说："我是，是我——"

"你回避一下，我有话跟家属说。"

那一刹那，我看到了亲戚惨白的脸，紧绷的面部下面是无限的担忧和恐惧。那次体检之后三个月，这位亲戚就因为肝癌过世了。

亲戚的死给了我很大的震动，我一直在想·个问题：到底是什么夺走了他的生命？记得一个电视节目中报道了这么一件事：两个患有胃病的体检病人拿错了报告，几年之后，患有胃癌的病人奇迹般地康复了，而那个患有一般胃病的病人却离开了人世。

我相信，患肝癌的亲戚和拿错报告单不幸离世的人曾经都面临了一个可怕的现实：恐惧主导了自己的

173

内心。

后来，我也面临跟亲戚一样的境况，由于长期做生意，根本不顾惜自己的身体，我罹患了脂肪肝、前列腺增生等各种疾病。我永难忘记医生给我看体检单时不停摇头的样子，仿佛给35岁的我判死刑。那时候，我恐惧极了，每一天都自我安慰，选择逃避和退却。可是，内心深处有一个声音又在告诉我这样是不行的，必须突破这层障碍。最后，我决定做全面检查。

检查的过程十分纠结，我一方面不停地安慰自己，另一方面又怀疑医生没有给自己讲真话，或许自己得了很严重的病。检查结果跟我恐惧的结果一样：我的心脏出现了问题，医生建议做手术。

到了退无可退的时候，我决定拯救自己，不要重蹈亲戚的覆辙。我开始到全世界去学习、旅游，转变自己的心态，转移自己的注意力，活在当下，而不是天天关注疾病。

没想到，经过一段时间，我内心对疾病的恐惧慢慢消失了，我享受每一天的美好，将这些恐惧、疾病远远地抛在脑后，我的身体竟然越来越健康！

安德烈·莫瑞兹在《癌症不是病》中说："所有发

生在情绪上的东西，也会发生在我们身体上。"恐惧更是这样，很多时候，它是我们想象出来的。它是因为我们接收了负面信息产生的一种感觉。如果不智慧地面对，恐惧感就会扩大，进而，我们的思维和态度都会聚焦在恐惧的事情上，潜意识不会做判断，只会不断地进行自我确认。这时候，恐惧的事情就会变成真实。如果我们恐惧癌症，就会变成真实的癌症。所以，莫瑞兹又说："真正的癌症是一种受困且孤独的情绪，是一种'别无选择'的感觉。"这也是"业力法则"所说的：你恐惧什么，就会得到什么。

事实上，很多恐惧的事情，包括癌症，他们本身并不可怕，可怕的是想象出来的恐惧。这种恐惧感，成为了击垮健康真正的"癌症"。而实际上，导致我们恐惧的很多想象未必就是对的。

有一个禅师修禅到很晚，大概凌晨一两点钟，她准备回寮房休息。由于晚上太黑看不清楚，她一不小心踩上了一个软趴趴的

> 所有发生在情绪上的东西，也会发生在我们身上。

东西，随着"呱唧"的一声，禅师差点倒下去。

她回到寮房，十分恐惧，十分愧疚，因为她杀生

175

了，踩死了一只青蛙，尽管是不小心，但是对她来说，也是不可宽恕的。所以，整个晚上，禅师都不能睡觉，她不停地诵读经文，为青蛙超度，以减轻恐惧、悔恨的感觉。

第二天早上，禅师依旧不停地为青蛙超度。直到一个徒弟匆匆跑过来，对她说："师父，昨天晚上，你不小心踩上了一只茄子吧？！"禅师听了，背心都凉了。

佛法上讲："诸法因缘生，我们的业力把生命变现出来，好坏恐喜是你自己想象出来的。"

《生命乐章》中有这样一段话："恐惧只是一种想法和感觉，是完全可以融化的。不管是生理性恐惧，心理上的恐惧还是灵性上的恐惧，都可以通过经验而修复、消除负荷。"

那么，我们该怎么对待恐惧、最终消除恐惧呢？

人类目前对待恐惧的方式有三种：

第一种方式是战斗。人们常说："要成功，就要战胜恐惧。"跟恐惧"作战"的方式在成功人士中并不少见。

第二种方式是逃避、退让，就像我之前面对疾病时的表现。这样的结果让疾病变成了现实。

第三种方式是"经验恐惧"。这或许是目前对待恐惧最好的方式，对健康最有帮助，是值得我们思考和学习的方式。

人的行为和思维方式往往和潜意识有很大的关系，潜意识只做出反应，对任何暗示一律平等。因此，我们要做的是经验恐惧，接受恐惧的出现，也接受恐惧的消失。把潜意识比作一块陆地，恐惧像一片羽毛，羽毛飞来了，然后又飞走了，留下的是绿意盎然的陆地。

我们都知道臣服于恐惧没有出路，假设我们跟恐惧对抗呢？比如，一个人很恐惧被拒绝，为了战胜对"被拒绝"的恐惧，他不断地说："我不害怕被拒绝！我不害怕被拒绝！我不害怕被拒绝！"接下来，他会发现自己的脑袋里全是被拒绝的画面，潜意识接受的是被拒绝的信号。怎么让恐惧的羽毛自然离开？方法是直接关注自己最想要的结果！恐惧被拒绝，那就不要关注它，转而告诉自己"太好了，所有人都接纳我！所有人都接纳我！所有人都接纳我！"那么潜意识接受的是"接纳"的信号，长期累积下去，它就会影响一个人的思维，进而影响他的身体和行动。

将这样的方法运用到健康调养上来。我们生病了，当然要吃药护理。但是，我们关注点应该放在哪里呢？应该放在生命的健康和快乐上，比如旅行放松，呼吸新鲜空气，或者更有意义的事情上，而不是放在疾病上。

有人说："我每一天都激励自己，我要战胜疾病！我要战胜疾病！我要战胜疾病！"这样做，效果未必就好。因为他没有真正经验恐惧，他的关注点还是疾病，而不是想要的结果——健康。

有哲学家说："我们恐惧的其实往往不是事情本身，而是恐惧事情给我们带来的不舒服的感觉。"所以，很多恐惧本身并不存在，是人们自己想象出来的。对于健康调养来说，我们要真正明白：疾病本身并不可怕，可怕的是我们不知道怎样去对待疾病带来的恐惧感。

而突破恐惧最好的方法是证悟到诸法空相，证悟到无我、无法、心无挂碍，自然没有恐怖！禅修是一条了脱生死、突破恐惧的好途径。

◎ "暗示" 的力量

切记，潜意识不会识别我们的"玩笑"，它把什么都当成真的来接受。

——墨菲

我们先看朱丹溪的一个医案。

月黑风高的夜晚，一个女孩子经过一座庙宇，当时气氛十分恐怖，女孩吓着了，她发疯似地跑了回去。回去之后，就病倒了，吃不下饭，没有兴趣做事情，面容越来越消瘦，精神越来越萎靡。她找了不少医生，看了许久，也不见好。最后，女孩家人找到了朱丹溪。朱丹溪诊脉之后，找到了女孩家人，说做好准备一起去庙里捉鬼。经过一番努力，家人对女孩说鬼已经被清除了，庙里非常安全。就此，女孩子终于开始吃饭，精神渐渐变好了。

朱丹溪运用的这种方法在中医里面叫移精变气法，

即是通过转移病人的注意力来调理病人紊乱的气机，此方法本质上运用的是"暗示"的力量。在这个医案中，朱丹溪通过"暗示"成功地祛除了女孩恐惧的"因"，治好了女孩的病。这跟上面讲过的"杯弓蛇影"医案有异曲同工之妙。

我们已经知道了情绪对健康的影响，不管是恐惧还是悲伤、忧虑，各种情绪背后，我们都能看到"暗示"的影子。暗示有来自外界的，也有来自内心的。自我调养，预防癌症发生，利用"暗示"的力量都至关重要。

有一个人私处长了一个大疮，十分尴尬，医生也不好处理。医生给他提出一个方案：你每一天对着大腿说：我的疮是长在大腿上的，我的疮是长在大腿上的。十几天后，震惊的事情发生了，这个人大腿上真的长了一个疮，而私处的疮却消失了！

亨利从小在孤儿院长大，他身材矮小，样子一点也不好看。他很孤独也很沮丧，常常一个人在小河边徘徊。

有一天，当他又一次站在河边彷徨的时候，好朋友约翰兴冲冲地跑过去对他说："刚才从收音机里听到一个消息，说拿破仑丢失了一个孙子，收音机里的描述跟你身材的特征一模一样。"

"真的吗？我竟然是拿破仑的孙子？"亨利一下子来了精神，他发现自己矮小的身材中有着强大的能量，讲话的法国口音也带着几分威严和尊贵。凭着这个"美丽的谎言"，亨利改变了自己，30年后，他成为一家跨国公司的总裁。他究竟是不是拿破仑的孙子已经不那么重要了。

其实，我们每一个人都有着非常大的潜力，要将潜力发挥出来，必须依靠潜意识。有人将潜意识比作一座冰山，浮出水面的那一小部分就是我们的意识，由潜意识带来的能力被称为潜能。心理学家研究发现潜意识的力量比意识大三万倍，所有成功人士几乎都是通过强烈的积极的自我暗示，给潜意识输入积极的能量，诱导自己的潜能爆发而成功的。与意识可以受思维影响不同，潜意识不受思维影响，而且潜意识不会做判断，它只会对我们的暗示做出反应。

因此，暗示变得非常重要。

世界潜意识大师墨菲先生说："潜意识服从于暗示。"也就是说，你接受了积极的暗示，潜意识表现也就是积极的；接受消极的暗示，潜意识的表现就是消极的。"我们每说一句话，心中的每一个想法，其实都是一种潜意识输入，当潜意识输入到一定程度，在我们的脑海里形成一种习惯或者信念的时候，就会产生不同的结果。"

所以，我们在《生命乐章》课堂上讲到《身心语言暗示》的时候，说道："人生是自我预言的实现，我们说出去的每一句话，都在搭建我们'理想中的人生'。"

> 人生是自我预言的实现，我们说出去的每一句话，都在搭建我们"理想中的人生"。

有一个公式说明了潜能和人生表现的关系：表现=潜能－干扰。从这个公式可以看出，人生表现要好，有两个途径：一是更好地发挥潜能；二是更多地减少干扰。两者都指向一个要素：积极的自我暗示。积极的自我暗示能帮助人们透过潜意识力量发挥更大潜能，同时最大限度降低消极情绪的干扰。

有一个英国父亲，非常爱他的女儿。他特别希望女儿的病能够好起来，女儿患有皮肤病和一种关节炎，生活不能自理。这位英国父亲两年来，天天向自己的潜意

跟朱丹溪学自我调养 [Gen Zhudanxi Xue Ziwotiaoyang]

识暗示："要是女儿的病能够痊愈，我即使失去右臂也
愿意。"

后来有一天，他发生了剧烈车祸，不得不截掉右
臂，而从那一天开始，女儿的病竟然慢慢地好了。

这个悲伤的故事告诉我们一个道理：向潜意识示
意的时候，一定要选择积极的、美好的暗示。墨菲说：
"切记，潜意识不会识别我们的'玩笑'，它把什么都
当成真的来接受。"

科学家做过一个实验，将班上的同学分成两组，分
别交给他们两首诗。然后，对甲组同学说这是著名诗人
的诗；对乙组同学说这是一首普通的诗。一小时之后检
查，甲组60.5%的同学都能将诗歌默写出来，相对的，
乙组能够默写的不到30%。这个实验告诉我们积极的暗
示蕴藏着多么大的力量。

回到健康调养上，想想有时候我们是怎样暗示自
己的？

一些人不经意地给自己消极的暗示："哎呀，我的
身体越来越差了，真是老了呀！""哎呀，我身体不怎
么好，将就着过吧！""我真倒霉，为什么每一次生病
的总是我呢？""完了，得了这病，我还怎么活啊？"

记住我们在前面说过的话：你的每一句话，每一个动作都是在做潜意识输入，将这些消极的暗示输入到潜意识中，它一定会反映在身体上。我们在《生命乐章》中讲了豆芽、米饭和水的例子，当向这些植物做消极的语言暗示后，他们的生长都会受到极大的影响，更不用说对情绪极为敏感的人了。

所以，再一次希望自我调养的时候，甚至在生活中，不断地给潜意识输入美好的、积极的指令。那么，我们要具体怎么做，才能给潜意识输入积极、美好的指令？

首先是改变你的语言习惯，多说正面、积极、明亮、美好的词汇，少说甚至不说灰色、黑暗、消极的词汇。我们在《生命乐章》课堂上说过："少说我，少说但是，少说不，走上健康富足喜乐路。"当语言中常常出现"我""不""但是"的时候，你会察觉负面暗示往往占多数。记得刚到我们课堂上的学员，说话常常带着负面的暗示，我知道这是健康调养的大敌。所以，我们总结了许多方法来帮助大家改变，让大家在自然、舒服的环境中改变消极负面的暗示，许多人的身心健康因此获得了非常大的改观。

除了改变语言习惯，我们随时都要保持期待的心情，相信美好，暗示自己健康，暗示自己越来越健康。就像墨菲博士所说："潜意识的活动不分昼夜，然而，一般人关心的仍然是意识，而潜意识通常被忽视。因此，保持期待的心情，经常给自己美好的暗示，使潜意识作用展开，是非常重要的一环，经由这样的思想，会使一切美梦变成现实。"

◎ "怒""思"与健康

喜怒不节则伤肝，肝伤则病起，百病皆生于气矣。

——《黄帝内经》

（一）怒伤肝

我们先做一个说文解字吧，"怒"字，上面一个奴隶的奴，下面一个心，意思是当一个人的心不受控制，成为情绪的奴隶时，便成了怒。在五志中，肝主怒，怒随肝气往上升，所以，当一个人怒气冲冲的时候，我们看到他的脸一般会涨得通红。岳飞有一首《满江红》，里面有一句："怒发冲冠，凭栏处……"这也证明了怒气是往上涌的。

在进一步阐述怒和健康的关系前，我们先看朱丹溪的一个医案。

有一个叫赵立道的先生，体质很不好，脾气也非常不好，动不动就发怒。六月的一个中午，大家都吃过饭了，没想到这位赵先生又饿了，就嚷着要求家人快点做饭，过去又没有电饭煲，做饭得需要时间，就这么一点时间，赵立道都不能忍受，对家人又是打又是骂，可谓怒发冲冠。可以想象，如此暴躁的赵先生，身体可能也不会很好。果然，赵先生吃了饭后，不到两天，就得了病——滞下，也就是痢疾，闹肚子。不过，他一边拉肚子，同时口渴难耐，要不停喝水。家人找到朱丹溪，朱丹溪诊治后，认为赵立道的毛病是正气不足，神志不安，于是，开了人参等补正气的中药，最后治好了他的病。

从这个医案中可以看到，当一个人长期发怒，必然会导致身体体质变差，同时，会让身体生病。美国生理学家艾尔玛做过一个实验，将一个人在非常愤怒的时候喷出来的液体，即所谓的"发怒水"注入大白鼠体内，不到十五分钟，大白鼠就被毒死了。可以想象，一个人发怒的时候，体内各组织、气血发生了多么大、多么复杂的变化。

看过《三国演义》的朋友都知道诸葛亮大骂王朗，让王朗羞怒而死；三气周瑜，周瑜悲愤而死的故事，虽然有非常大的文学描写成分，但都说明了怒对生命的巨大伤害。

在《生命乐章》里，有一节专门介绍肝脏，叫"身体里不会'哭'的器官"。肝脏是最伟大的器官，它一直默默付出，直到快要"死"掉了，它才会发出信号，因为肝脏里面没有神经细胞，尽管它像其他脏器一样受到危害，它也不会发出警告。正因为如此，我们更要为这个不会"哭"的器官而少发怒。

同时，我们知道肝有排毒解毒的功能，有藏血的功能，这些功能要正常发挥，需要一个前提——气机顺畅。大家都知道，一个人大怒的时候，会感觉自己的气乱掉了，所谓"气急败坏"就是形容这种情形的。这个前提没有了，肝应该有的功能发挥不了，必然会导致健康出现问题。民国时期，讲病大师王凤仪王善人曾这样说："病是吃五毒丸（怨恨恼怒烦）长大的。"的确发人深省！

那么，如果一个人经常发怒，应该怎么处理呢？就像朱丹溪医案中所描述的一样，要先弄明白"怒"是怎么引起的，要看看身体有没有病变，如果暂时没有，就要从情志上看了。

从以情胜情角度看，悲克制怒，悲归肺，肺属金，肺和属木的肝相生相克。下面这个医案可以说明如何疗愈"怒"。

一个年轻的妻子，有一天来到一家中医院，对医生说："医生，我两肋疼，肚子胀，肚皮上有刺痛的感觉。我在另外一家医院检查了，各项化验都是正常的。可是，我的疼痛感从来没有减轻过。"

经验丰富的老中医问："你是不是跟丈夫吵架了。"

女士点点头。

"他把你气哭了？"

女士摇摇头。

老中医说："这就是你丈夫的错了，他跟你吵了架，又没有将你气哭，因此，你肚子里的气一直停在那儿。"老中医当然不能叫女士回家继续跟丈夫吵，让丈夫把她气哭，而是开了理气的中药调理。

老中医说的是有道理的。

但要明白，他并不是鼓励人们火上浇油去吵架，而是"悲胜怒"。当一个人哭出来，也就是肺气上升后，就可以将肝气压下去，心中的怒气就可以宣泄出来。当然，不能过度悲伤，那会酿成其他问题。

有一些人，心中有不满，就一味地压抑自己，这样对身体也不好。清代名士曹庭栋说："事当值可怒，当思事与身孰重，一转意向，可以涣然冰释。"这句话的意思是，一件事可能真的值得你发火，此时，你还是要思考一下，这件事和你的身子相比谁更重要，这么一想，你马上就能作出正确抉择。我们知道，常常和"怒"字连在一起的是"愤"字，为什么不说"愤伤肝"呢？其实，愤和怒是有区别的，愤虽然有怒的意思，不过，它将怒发泄了出来，所以叫愤。由此可知，怒气，包括其他情绪不抒发出去，对健康都有害处。当一个人很郁闷很愤怒的时候，医生会建议他找个安静的地方好好地哭一场，哭就是宣泄。

看过《鸦片战争》这部电影的人，恐怕不会忘记这个镜头，有一天，十分爱国的林则徐又接到报告，说谁谁谁贪污了多少税银。林则徐一生清廉，最恨贪官，接到这样的报告，自然十分生气，他恨不能将这些贪官统统抓来砍头。可是，当他走到另一间屋子，突然看到墙上有两个大字："制怒"。他便用意志将怒气压回去了，这股气一直憋在心里，对林则徐的身体伤害非常大。

当然，我们不能掀桌子、摔板凳，甚至杀人来泄愤，决不能做违法的事情来宣泄心中的情绪。

其实，不管是压抑，还是宣泄愤怒情绪，都不是最理想的。最理想的是我们能完整地经验整个情绪，有一种不生气、不发怒的智慧。果真如此，对健康将有莫大的帮助。

（二）不生气的智慧——情绪的管理

人的能力，一半靠具备的知识，一半靠情绪管理；人的健康，一半靠客观条件（水、空气、饮食），一半也靠情绪管理。

有人这样形容，说人的身体就像是一台机器，而情绪好比是能源，能源品质好，供给充足，这台机器将创造一切可能；相反，这台机器只是一块不中用的铁器。

700多年前的朱丹溪，在给人治病的时候，尤其重视人们的情绪管理。他的好朋友戴良所著的《丹溪翁传》写到："或以医来见者，未尝不以葆精毓神开其心。至于一语一默，一出一处，凡有关伦理者，尤谆谆训诲，使人奋迅感慨厉之不暇。"就是说朱丹溪给人治病，总会给病人讲述许多养心的道理，告诉他们如何控制欲望，调整自己的情绪。朱丹溪认为，一个人如果获得了正确的生活态度，病情就不容易反复了。

那么，到底应该怎么做情绪的管理呢？

我们在前面谈到了潜意识、意识、暗示对情绪的影响。所有的记忆、信息、环境都对潜意识做了输入，所以，我们活在世界上，看上去是一个人，其实是两个自己，一个是

> 人的能力，一半靠具备的知识，一半靠情绪管理；人的健康，一半靠客观条件（水、空气、饮食），一半靠情绪管理。

现在真实存在的自己，另一个则是过去的自己。当我们面对一件事情的时候，往往出现的是过去的自己。

比如，一个人看到电视里报道某女明星抛弃了她的男朋友的新闻，便十分愤怒。这个女明星跟他素未谋面，相差十万八千里，他为什么愤怒呢？本质上，他并不是愤怒那个女明星，而是他过去的经历作用于潜意识，潜意识发挥了作用。他愤怒的是过去的自己，过去被女友抛弃的自己。"为了将过去压抑下来的情绪宣泄出去，他自然而然地将自己和对方进行了角色互换，曾经被别人伤害变成了伤害别人。"

在佛教中，有一个词叫见心见性，即是一个人心中有什么，眼中就有什么。有时候，你很愤怒，觉得那是

别人的错，其实，追根溯源，那是心中那个过去的自己在作祟。

苏东坡是一个大才子，佛印是一个高僧，他们常常在一起参禅、打坐。佛印老实，苏东坡常常爱开他的玩笑，每一次，佛印都哈哈一笑，就过去了。

有一天，苏东坡问佛印："我在你心中是一个什么形象呢？"

"一尊佛。那么，老僧在苏学士心中什么形象呢？"

"活像一摊牛粪。"

佛印还是哈哈一笑，没有抱怨苏东坡。苏东坡以为占了佛印的便宜，回去之后，就告诉他的妹妹苏小妹，苏小妹说："佛印心中有佛，所以看谁都是佛，你心中有牛粪，所以，看谁都是牛粪。"苏东坡一听，立刻陷入了沉思。

因此，要管理好情绪，归根到底还得向我们的内心求取答案。然而，很多时候，我们都玩着头脑中的游戏。

比如，在公司，因为一件小事，一个同事和我们争执起来，并摔了杯子。一次这样，两次这样，我们就会为这样的人"定义"了：这是一个不好相处的人，自私、性格暴戾的人。当为别人定性之后，无形之中，我们的表现就会把别人往我们所"定义"的方向推进。也许，我们会尝试着"理解""包容"，但是这些都是治标不治本的办法，所谓的包容、理解只是头脑中的游戏而已。

我们应该做的是从根本上意识到，很多人发怒并不是他的本意，而是他回到了"过去"，是过去那些发生在他身上的不好的经历让他发怒、抓狂的。事实也是这样。如果我们能够这样想，更能坦然面对对方，发自内心地去接纳对方，这样就不会产生怨恨、抱怨等负面情绪，也不会武断地为别人定性，我们和对方的关系自然就会向好的方向转变。当你责备并且等待他人改变的时候，你就丧失了你自己终结痛苦的能力。你关上了通往自由之门。

上面解决的是我们和别人之间的关系问题，另外，每一个人和他自己也有一个相处的问题。如果每一个人都能处理好和自己的关系，也就不会出现上面这些和别人关系不好的问题了。

我们要学会"关照"另一个自己——曾经的自己。那个自己身上可能有很多负面的经验，有许多解不开的结。但是，要健康，要更好地生活，我们必须在情绪出现的时候，从情绪里面超脱出来，像一个冷静的第三者审视过去的自己："我为什么会这样？曾经什么样的经历让我这样？是我自己的，还是父母的经历造就了今天的自己？"如果我们能够一步步向自己的内心挺进，就能解开心中的结，就会惊讶地发现：我们往往活在过去的经历里，是这些经历中的负面信念在和幸福、成功、喜乐作对，我们要做的是将这些信念解开。

当我们做到这一步的时候，我们就不会为情绪而烦恼了，"不生气"将不再是梦想。同时，我们能够从情绪里面学习到很多东西，并且，我们的身体会由内及外散发出非常积极的正面的能量。

（三）思虑过度伤脾

仔细观察生活，会发现一种现象，退休后的老年人如果专心书画、体育运动、围棋等活动，找一些乐子，让自己天天都忙起来，他们身体反而会好，思维敏捷，健康长寿。相反，一个人退休后，天天闷坐不动脑子，患上老年病的几率就会高一些。

看了这一段，也许有人会问：为什么动脑筋，勤于思考的人更健康长寿呢？

这里的"思"不是简单地指"思考"。如果单纯地思考问题，勤动脑是有好处的，问题是我们许多朋友的思考都带着情绪、情感。比如思考孩子该上哪所幼儿园？孙子大学毕业后该找个什么样的女朋友？等等。思考中带着焦虑、顾虑，这样的思考过度了，就会对身体有伤害。从五志角度看，思虑过度伤害脾脏。

从中医角度看，我们的心神和气血是相辅相成的，气血跟着心神运动。但是，我们的思虑过度——永远集中在一点上，就会像《黄帝内经》说的，导致"气结"。神在一点上，气也在那一点上。打个比方，一个男子被女朋友抛弃了，但是他依旧痴痴地思念着女孩，打开电脑，脑袋里是女孩用电脑的形象；吃饭的时候，想到的是女孩吃饭的样子；晚上睡觉时，想到的是女孩在月光下的样子。即是说一个人将思维长时间集中在一点上，就叫思虑过度。注意力也就是"神"长时间集中在一点，会导致"气"也结于一点，也就是佛家讲的执著心太重。

脾主运化，它将水谷转化为精微物质以及气血津液，传输至全身，保证人体的正常运行。中医认为：

"脾开窍于口，其华在唇，在液为涎。"这句话的意思是，中医认为脾开窍于口，要看脾好不好，看嘴唇就知道了，嘴唇红润，就说明脾脏是好的；在液为涎，许多小孩子或者中风的老人流口水，就是脾脏虚的表现。通过对脾脏的了解，我们就明白，脾脏跟消化系统关系十分密切，由此，也可以看到许多脑力劳动者很瘦弱，或许就是过思伤脾，引发消化系统疾病导致的。那么，对于思虑过甚引发的疾病，怎么疗愈呢？

我们先从朱丹溪的一个医案说起。

有一个女子，订婚之后，未婚夫出外经商了，两年都没有回来，女子十分担心未婚夫的情况，可是又没有可以诉说的渠道，只有闷在心里，长此以往，她病了，躺在床上茶饭不思，神情如痴如醉。父母找了许多医生都没能治好她的病，最后找到了朱丹溪。朱丹溪经过诊治，认为女孩是过思伤脾，气结于脾。有两种治疗方案，一种是用大喜冲开女孩的气结，另一种则是用大怒疏通女孩的气机。大喜的事情暂时没有，只能选择大怒。朱丹溪想到了一个办法，于是跟女孩的父母商量寻求支持，父母为了治好女儿的病，也只能支持。

这天，朱丹溪又一次给女孩诊脉，诊完脉，他对女孩说："你这女子，真是没有廉耻，未婚夫在外经商，你竟然在家有了外思，思而不见，才郁积成疾。"女孩一听，太冤枉，太委屈了！于是嚎啕大哭，捶胸顿足。父母心疼想去劝解，被朱丹溪阻止了，女孩就这样大哭大闹了三个多小时。这时候，父母才去劝解，待女孩平静下来，只觉得心胸畅通，病去大半了。

所以，治疗思虑过度，可以用喜、怒两法。但是，我们在前面说过，任何方法都不能过度。长期思虑过度伤害脾胃之后，接下来会伤心，这也可以解释为什么一些知识分子过劳死——死于冠心病。有很多思虑过度的人最后形成了焦虑症，甚至是抑郁症。与其他几种情志不同的是，思虑还很容易引发头疼。

三国时候，曹操杀神医华佗的故事，大家耳熟能详。与《三国演义》不同，真实的历史是，华佗第一次给曹操看头疼之病后，曹操的头疼有了好转，他就想华佗真是神医，要是留在身边做自己的保健医生多好。但是，华佗不肯，借口老婆有病回到了家乡。

那么，华佗为什么不愿意留在曹操身边呢？关键原因是他认为曹操的头疼病是根治不了的，除非曹操不再多虑，问题是曹操不可能做到。曹操本身就是一个多疑的人，另外，面对极其复杂的局面，他还要不断地用脑，因此，思虑过度在所难免。很有趣的是，曹操几次头疼发作很能说明思虑过度，甚至焦虑对身体的影响。

曹操第一次头疼：官渡之战，跟袁绍对决。

第二次头疼：挟持汉献帝，挟天子以令诸侯。

第三次头疼：赤壁之战后。

第四次头疼：与刘备对决汉中。

我们知道了思虑过度对脾、消化系统的危害，那么，要怎样做才能不思虑过度呢？

首先，我们如果能够全面地从根本上了解情绪控制的方法，自然就能保证不会过度思虑。在前面我们从潜意识、暗示、情绪控制等方面已经阐述过。

人要有"跳出来"的智慧，对于想不开的事情，就果断地告诉自己别去想。比如，想不明白女孩为什么离开我们，就别让自己钻进牛角尖，越钻越深。

适当地进行催眠疗法，转移注意力，经验这种情绪，当你对新的事物感兴趣之后，思维就会转移，便不会继续停留在原处了。选择学佛修禅了脱生死，是一种很好的选择，借助圣贤的智慧开启自己的智慧也是一种很好的选择。所以，每天早上可以诵读一些圣贤开悟之作。

（四）"志闲少欲"——"活在当下"的智慧

《黄帝内经》第一篇就叫《上古天真论》，里面写道："……是以志闲而少欲，心安而不惧，形劳而不倦……"这段话的意思是：上古时期的人们心智娴熟，私欲很少，心神安宁，没有恐惧，虽然身心劳动，但不过分疲倦……

上古时期的人们为什么达到了上面所说的这样的境界？因为"天真"二字。做一个"天真"的人，像朱丹溪所说，做到清心寡欲，就能达到这样的境界。

朱丹溪在给病人看病的时候，常常告诫病人要尽快康复必须做到"志闲少欲"，活在当下。反过来，我们做自我调养，恐怕更应该如此，才能让身心保持健康。

还记得我们在前面举过的一个医案吗？一个状元找到朱丹溪，因为他弟弟不吃不喝好多天了，情况十分危急。朱丹溪诊完脉，告诉状元，要彻底治好弟弟的病，得将他搬到一个有吃有喝有房的地方去，让他感觉未来有"保障"，他的病自然就会好了。最后，状元那样做了，将弟弟转移到了一个衣食无忧的地方，弟弟的病真的就好了。

医案中状元弟弟是一个典型的忧虑未来，将着眼点放在"明天"的人。我们已经无法考证状元弟弟头脑中对于过去的看法，相信一定会有许多不安的记忆，才会导致他对未来如此忧虑。

　　我接触过这样一个病人，他是个职业司机，却从来不敢上高速，因为一上高速，就很紧张，然后想小便，每一次小便的时候，有一个回忆始终萦绕在他脑海里：高考那年，考数学的时候，他去了六趟厕所，让监考老师都很紧张。这个回忆给了他一个强烈的暗示和思考：我只要一紧张，就会不停小便，不停想上厕所。所以，为了阻止自己不断地上厕所，我最好别紧张，因此，就别上高速。

　　"昨天的记忆左右着今天的思维，今天的思维决定着明天的结果。"

　　一个人被马蜂蜇过，这个记忆会长期停留在他脑海里，"马蜂会蜇人，不要靠近"的思维模式在头脑中形成。然后，即使到了一个没有一只马蜂的蜂窝旁边，他头脑中的思维模式仍然在支配着他

　　昨天的记忆左右着今天的思维，今天的思维决定着明天的结果。

"不要靠近，危险！"

从这些生活中的小常识拓展到健康领域，我们就会发现过去的记忆改变了人的思维，而这种思维很可能导致对健康极不利的结果。

比如，曾经许多人因为对健康的理解不足，最后死于癌症，尤其是一个人有亲戚死于癌症的情况。记忆在头脑中很容易形成根深蒂固的印象："癌症太恐怖了，谁患癌症，只有死路一条。"当他真的面对癌症来的那一天，负面思维模式开始工作："我死定了！死定了！"遗憾的是，这种思维恰恰就是癌症疗愈最可怕的敌人，但是，他却不知道。

我们在《生命乐章》课堂上，遇到过许多患者，他们基于过去的记忆建构思维模式，用这种思维模式面对未来。记得有一个叫小兰的女孩，曾对我讲过这样一个故事，她说，小时候自己的身体有些弱，父母常常对自己说："小兰啊，你的身体不如别人，一定要多加小心啊。"小兰说："从那以后，我特别关注身体，当身边的人感冒了，我会非常小心地添加衣物；气温忽冷忽热，我会担心身体吃不消，我比身边所有人都注意保护身体。但是，身体最差的那一个人却是我！"

这真是令人遗憾的现象，更难过的是这种现象在许多人身上不经意地发生着，这些负面的记忆阻碍着他们的思维，让他们不能做出对健康最有利的抉择。

于是，我对小兰说："要获得健康，就必须将负面的记忆从大脑中清除，改变思维模式。存童真，六岁心，没有负面记忆，身心十分通透，你的思想也是通透的，健康就会眷顾你。"

我们见过许多患者，他们本可以健康喜乐地生活着，但是，根植于陈旧记忆的思维牢牢困住了他们。当他们面临挑战，第一反应是："成功对我太遥远了，不可能跟我有缘。""癌症？天啦，是不可能康复了。"

其实，中国古人早就明白记忆、幻想、思维对人健康的影响了。对于自我调养来说，清除过去的负面记忆，用新的思维模式面对未来，是获得健康的关键一步。《黄帝内经》中的四个字——"志闲少欲"能够给我们很多思考。

大家了解一个地方的风土人情，从哪里了解呢？地方志。了解杭州，就找到《杭州地方志》，这里的"志"是历史、回忆的意思。对于一个人来说，"志"也是回忆、记忆，关于童年的记忆，青年的记忆，美好的，感伤的，正面的，负面的记忆交织在一起。古人已经明白，回忆，尤其是负面回忆，对健康是不好的，所以要求"志闲"，就是尽量地将回忆减少，将负面记忆努力清除。

"志"还有"志向"之意。"胸怀远大志向"、"燕雀焉知鸿鹄之志"，志向都关系着明天、未来。一个人如果天天想着未来，想着明天怎么样，而不是脚踏实地，在古人看来，这对身体也有不好的影响。"志闲"在此处的意思是不要老幻想未来。

综上而论，"志闲"两字的意思是：不纠缠过去，不幻想未来，活在当下。如果我们吃饭，就认真咀嚼美味饭菜，感恩食物来之不易。如果我们有过不堪回首的往事，就让它过去吧，老放在心中，影响自己的思维模式，不利于自己的健康。因此，我们决心调养好身体，就要给自己下定决心，做一个"志闲"之人，清除大脑中的负面记忆，立足当下，永远保持一颗"六岁"的"天真"之心。

◎ 关系和谐度决定了生命健康度

> 在宇宙中，一切事物都是相互关联的，宇宙本身不过是一条原因和结果的无穷的锁链。
>
> ——霍尔巴赫

我们可以做这样一个实验，问问："我是谁？"

也许我们会说："我是谁谁谁的孩子"，"我是谁谁谁的丈夫（妻子）"，"我是谁谁谁的父亲"，"我是那条叫哈利的狗的主人"，"我是那间房子的房东"。

……

如果把所有关系都抽去，再一次问："我是谁？"

你有什么样的感觉？

……

我们生活在关系中，我们活在世界上，是用各种关系显示了自己的存在。

在古代，朱丹溪敏锐地看到了关系和健康的密切联系，并且他得出了一个重要的结论：妇女得乳岩（肿瘤），很大一部分原因是由于"不得于夫，不得于舅姑，忧怒郁闷，脾气消阻，肝气横逆"。也就是说，妇女得肿瘤的很大一部分原因是由于没有处理好跟丈夫的关系，跟父母、姑舅的关系，造成郁闷忧怒，脾气、肝气不得顺畅运行，气机郁结最终形成了肿瘤。

美国科学家对122名年轻人进行了监测，比较他们体内能够导致炎症的蛋白质水平。在他们情绪出现波动，或者人际关系比较糟糕的时候提取样本，结果发现他们身体里与高血压、抑郁、癌症等相关联的蛋白质水平较高，这从科学的角度验证了"关系"与"健康"的关系。

很显然，要自我调养，处理好"关系"是一门必修课。从某种意义上说：关系和谐度决定了生命健康度。本文准备通过几种不同"关系"来阐述，交给人们一把"关系疗法"的钥匙。

● 与父母的关系

在《生命乐章》中，我讲述了我的故事。我曾经年收入很高，可是不论怎样努力，这么多的钱总会在一个又一个的意外中付诸东流，让我的钱袋空空如也。后来，我在印度学习，接受了一位上师的教导，我终于明白，原来一直困扰我的问题出在我和爸爸的关系上。

爸爸对我的意识影响很大，在上师的指引下，我开始追溯爸爸潜意识的来源，这个时候，他已经离世了。经过追溯，我终于找到了爸爸潜意识来源——抗美援朝。在残酷的战场上，所有的长官，不管是班长、排长还是连长，都在不断地对爸爸说："留得青山在，不怕没柴烧，祖国人民等着我们回去呢，只要能够回去，就是胜利。"

爸爸回到国内后，正赶上国家实行计划生育，他一心想报效国家，做一个计划生育的模范家庭，于是，就想将腹中的我打掉。后来，在妈妈的一再坚持下，才有我来到这个世界上。所以说，从表面上看，我和爸爸非常好，而事实上我们内在的距离非常远。

追述到问题的真正答案后，在上师的调理下，我和父亲的关系得以矫正。接下来，我的事业和财富收入都发生了转变。

其实，生命是"程序安装"的过程，父母很可能是为你安装了最多程序的两个人。那么，父亲为你安装的程序，可能是你和所有男人及事业的关系。也就是说，父亲对待人生、事业的模式，包括他的经验、意识等方方面面都将在某种程度上以程序的形式安装到你的体内。因此，你和父亲的关系就会显化为你和财富的关系。同样的，你和母亲的关系就会显化为你的所有人际关系。

因此，当你的事业、财富出现了问题，进而影响了情绪和健康，就要探寻你和父亲的关系是否和谐；如果人际关系出现了问题，则要探寻跟母亲的关系是否和谐。这里的和谐主要有三层意思，一是你与父母是否有好的链接；能否体验到她的心；能否感受到你们之间的爱是流通的。

那么，怎样让自己跟父母的关系和谐呢？

百善孝为先，一个完整的人，首先要学会孝顺。孝顺便能处理好与父母的关系，当与父母关系和谐了，人生就会很顺畅，财富也会自动增长。

●与爱人的关系

在《生命乐章》中，对"为什么大多数父母总是跟最小的孩子比较亲密"这个现象背后的原因作了阐释。当第一个孩子出生时，他得到的爱是百分百的；第二个孩子出生时，他感觉到自己的爱被分走了百分之五十，不过，第二个孩子觉得自己得到了百分百的爱；当第三个孩子出生时，老大会觉得自己的爱只剩下了百分之三十多，老二感受到自己的爱还剩下百分之六十多，老三会认为自己得到了百分百的爱。所以，一般情况下，老三在内心深处跟父母的感情可能更好。

这个现象其实说明了每一个人都试图追求唯一的爱。在跟父母关系中是这样，在和爱人关系中更是这样。

从某种角度说，我们所爱的是一系列的人格，这些人格是每个人内在的显化。这一系列人格很难在一个人身上全部体现出来，于是，出现了一个人同时喜欢几个人的现象。

现实是，一个人很难同时具有好几种优秀的人格。这也就意味着他执著于让一个人只喜欢自己时，这种愿望就会变成痛苦、烦恼和纠结。如果他认识到这个"根本道理"，就会更加理性地处理和爱人的关系，夫妻关系就会变得更加和谐。

另外要注意的是，我们跟父母的关系也会投射到伴侣上。也就是说妻子和丈夫的关系是她和父亲关系的投射，丈夫和妻子的关系是丈夫与他母亲关系的投射。因此，当夫妻关系出现嫌隙的时候，从跟父母关系入手，寻求解决也是一种选择。

●与子女的关系

印度一位上师说："为人父母是一门非常有难度的艺术。除非我们真正够资格做父母了，否则请不要做。

要不然我们把新生命带到这里，不仅是受苦，还增添了这个世界的苦。"

印度上师的话其实还暗含了一层深意：在疗愈与子女的关系之前，父母必须改变自己，让自己成为一个非常有爱的父母，让自己成为一个拥有合格"程序"的父母。也就是说，父母只有真正知道自己是谁，他才有可能接受自己，接受自己才会真正接受孩子。从表面上看，所有父母都是爱自己的，而事实并非如此，因此，父母与儿女之间的关系就产生了问题。

所以，疗愈跟子女的关系，第一步就是父母要接受自己，爱自己。当父母真正爱自己的时候，就会爱自己的儿女。而事实上爱自己是看清自己的真正面目。

处理与子女关系的另外一个方面是改变自己，改变自己的饮食习惯，改变自己的生活习惯，进一步改变自己的观念；唯一不需要改变的就是儿女，当父母变得越来越好时，儿女自然会跟着改变。

回到朱丹溪所处的时代，在当时他已经看到了关系和健康的联系，说明了他的远见卓识。而今天，我们对关系的认知不断深入，如果在自我调养上充分利用"关系疗法"，我相信生命将会呈现出完全不一样的健康、喜乐、富足。

◎ 调养的最高境界——仁者寿

"大德必得其位，必得其禄，必得其名，必得其寿。"

——孔子

（一）正心、收心、养心

马克思说："一种美好的心情，比十副良药更能解除生理和心理上的疲惫和痛楚。"著名哲学家西塞罗说："心理疾病比生理疾病为数更多，危害更大。"

在前面我们谈到了五志和五脏的关系，也了解了情绪对健康的巨大影响力。今天，心理学、情绪学已经成为一门非常重要的学科，在自我调养甚至疾病治疗中都发挥着重要作用。在从事健康事业的几年里，我深切地体会到情绪、心理对疗愈的巨大功用。而让我们十分敬佩的是朱丹溪等名医，他们对身心灵疗愈的认识已经如此深入，给了我们无尽的精神财富，值得我们永远铭记和学习。

如果我们要总结朱丹溪自我调养最核心的要求，或许就是他说过的六个字：正心、收心、养心。这六个字背后有一个立论基础，那就是"人心听命于道心"，也即是说一个人做任何事情都要合乎规律，合乎道德标准。

那么，什么叫做正心、收心、养心呢？

正心，即是用伦理道德来匡正我们的心，让我们人心端正，"君子坦荡荡"；收心，是我们面对欲望的态度，要懂得节制，将易动的心收回来，避免相火妄动；养心，这是更高的要求，即是要我们多读圣贤之书，多关注美好的事物，多做善事来陶冶我们的心灵，健康我们的体魄。

（二）调养的最高境界——仁者寿

朱丹溪一生始终将理学融入到了医学中，他谨遵着孔子等儒家圣贤的教诲。在自我调养方面，他认为最高境界是"仁"，正如孔子所说：仁者寿。也即是说善良的人更长寿。

古语有一句话叫"积善成德"，就是说道德的核心是做善事。中医认为道德品质很高的人之所以能够长寿，是因为他们五脏醇厚，气血匀和。因为德高望重的人心无挂碍，没做亏心事，不怕鬼敲门，晚上睡得好，平时吃得香，心灵健康，身体自然也就健康了。再想想那些贪官，拿了别人的钱，晚上能睡得踏实？长期靠安眠药支撑，是无法获得健康的。今天，有一个统计，贪官污吏患癌症、高血压、心脏病、脑出血等疾病的几率远远高于普通人群。由此可见，道德修养不仅是做人的要求，也是健康的需要。

《戒庵老人漫笔》中记载了这么一桩事：有一个长得气宇轩昂的人靠作弊取得了功名，可是，因为天天跟一些坦荡荡的正人君子打交道，他心中有愧，总有块垒搁在心里，不到一年时间，这人就死了。

朱丹溪在行医过程中，始终坚持着"仁"，直到临死的时刻，他还在为乡亲们治病。同时，他为乡亲们做了许多实事，除了看病，还帮助修建水塘渠堰，是一个让人尊敬的慈善家。他自己的生活却十分简朴。

朱丹溪对弱势百姓充满了情感，常常免费给乡亲看病。同时，他对恶势力却不妥协，有这么一个医案说明了他爱护弱势的高尚情怀。

城东有一个非常有钱的恶少，看上了城西一个员外家的闺女，他琢磨着想把员外闺女娶回来。可是恶少臭名昭著，员外家当然不干了。恶少想了好多坏点子折腾员外，折腾到员外一家人完全招架不住，只得嚎啕大哭地答应了这门亲事。不久，姑娘的嫁妆运到了恶少家里。就快举行婚礼的时候，恶少病了，皮肤溃烂，找了许多医生诊治，一直没有治好，最后找到了朱丹溪。

朱丹溪一把脉，对恶少的母亲说，你到后山上去砍几棵梧桐树来，准备棺材吧。恶少一家一听，差点晕过去。朱丹溪对恶少母亲说："这病要治，首先必须退了这门亲事和嫁妆；然后，将你儿子放在棺材里忏悔三天，再看看有没有效果。"

恶少一家不敢不照办，于是退了亲事和嫁妆，员外家的生活重新恢复了平静。然后，恶少被放在棺材三天，吃饭都在棺材里吃。三天后，恶少的病好了。

朱丹溪巧妙地"发挥"了传统医学，并提出了自己的见解：给恶人治病，先治恶再治病。那么，在上面这个医案中，恶少的病是怎么治好的呢？原来，恶少的皮肤病是由于他对嫁妆的新漆过敏引起的。朱丹溪让他躺在新做的棺木里，因为梧桐棺木能够治愈这种过敏症状。

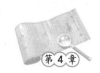
　　晚清小说《官场现形记》里有这样一个情节：一个做过官的人，久病在床，早已没有人记得他了。但是，在临终的时候，他还要过一把官瘾，要不咽不下那口气。于是，命令两个仆人拿出旧名片来，站在门口，煞有介事地念道："某某长官驾到。"另一个仆人则说："老爷欠安，挡驾！"这人听到这句话，才闭上了眼睛。就这样"常戚戚"的人恐怕很难真正健康啊。

　　孔子说"智者不惑，仁者不忧，勇者无惧"，这句话的意思是，真正有智慧的人，不会犯糊涂，不会迷惑；仁义的人，不患得患失，没有忧愁；勇敢的人，坚持正义，为人民做好事，没有什么可怕的。孔子的话再一次点出了一个人要健康，修炼自己的品德是最为重要的。所以，我们要健康、喜乐，就要要求自己有更高的道德品质，有更多的"仁"。

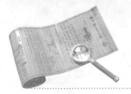

向大师致敬

《素问·天元纪大论》中有这样一句话："神用无方谓之圣。"这句话的意思是不用方药而能愈病者才能称为圣手。著名的医生识病辨诊，总是以"体内自有大药"为理念，调动人体自身的抵抗力量，运用身体自身的力量痊愈疾病，堪称治病的最高境界。

朱丹溪就是这样"神用无方"的一代医宗。通过梳理朱丹溪的思想，学习他在自我调养方面的主张，我想我们能受到许多启迪，并运用到实践中。

当我们写完《跟朱丹溪学自我调养》后，感觉到了一种跨越时间的力量。虽然我们的时代距离朱丹溪有700多年，但是，我相信，对健康的追求，对善的追寻能跨越时空。正是在朱丹溪这样的大师激励下，多年来，我们一直在健康领域不断追求。我们翻阅古书，从众多医家中汲取营养，创造了许多有效的调养方法，大大改善了人们的健康状况，使更多朋友成为了红枫园的家人。对此，我们真的很感恩，感恩大家的信任，感恩先人的智慧，让我们找到了一条服务大家健康的道路。所以，我想说，这本书的创作也是对医学大师的致敬！

几年来，许多人健康地走出红枫园。他们通过各种方式给红枫园送来了祝福，朋友家人们的深厚情谊，让我深感肩上的担子很重。还有许多朋友处于亚健康状态，更让人不安的是，他们还没有意识到自己就是最好的医生。

古希腊名医希波克拉底精辟地指出："病人的本能就是病人的医生，医生是帮助本能的。"我在《生命乐章》课程上也反复强调："正确使用身体，最好的医生是自己。""把厨房当药房，把课堂当病房。""你是身体最好的医生，身体是你借来住的，你有责任把身体维护好。""人体本身拥有促进健康的本能，医生是帮助病人恢复健康的助手。"

以上每一种观点都得来不易，是我多年来最深切的感悟。当我悉心研究朱丹溪的医案，了解倒仓法、心理疗法以及新谷弘实自然疗法、葛森疗法等多种疗法后，我惊讶于这些疗法都是融会贯通的。它们具有强大的生命力，原因就在于这些疗法将人当作最好的医生，医生要做的是激活身体防病御病的本能。

健康，是一个永恒的话题，我们追求健康的脚步永远都不会停止。对于我们来说，认识到"你就是身体最好的医生"对调养意义重大。作为一个立志为更多人健康而奋斗的人，我希望这本书在向大师致敬的同时，能够带给你们收获，给你们启迪。同时，我想毫无保留地分享自己这些年向先人们学习的过程和感悟。所以，下一本书《跟岐伯学养生》即将面世。我相信经过了《生命乐章》《穿越生命难题》《跟朱丹溪学自我调养》的阅读，红枫园的家人们一定会有所感悟。因为每一本书，每一个字，我都用最大的诚意和心血来面对。《跟岐伯学养生》这本书，我将一如既往地本着真诚、谦卑，尽最大努力给你们带去更多收获，敬请期待……

杨中武

2014年6月

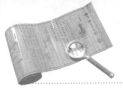

朱丹溪的《饮食箴》和《色欲箴》

传曰：饮食男女，人之大欲存焉。予每思之，男女之欲，所关甚大；饮食之欲，于身尤切。世之沦胥陷溺于其中者，盖不少矣！苟志于道，必先于此究心焉。因作饮食、色欲二箴，以示弟侄，并告诸同志云！

饮食箴

人身之贵，父母遗体。为口伤身，滔滔皆是。人有此身，饥渴洊兴，乃作饮食，以遂其生。睠彼昧者，因纵口味，五味之过，疾病蜂起。病之生也，其机甚微，馋涎所牵，忽而不思。病之成也，饮食俱废，忧贻父母，医祷百计。山野贫贱，淡薄是谙，动作不衰，此身亦安。均气同体，我独多病，悔悟一萌，尘开镜净，日节饮食。《易》之象辞，养小失大。孟子所讥，口能致病，亦败尔德。守口如瓶，服之无斁。

色欲箴

　　惟人之生，与天地参，坤道成女，乾道成男。配为夫妇，生育攸寄，血气方刚，惟其时矣。成之以礼，接之以时，父子之亲，其要在兹。睠彼昧者，徇情纵欲，惟恐不及，济以燥毒。气阳血阴，人身之神，阴平阳秘，我体长春。血气几何？而不自惜！我之所生，翻为我贼。女之耽兮，其欲实多。闺房之肃，门庭之和。士之耽兮，其家自废，既丧厥德，此身亦瘁。远彼帷薄，放心乃收，饮食甘美，身安病瘳。

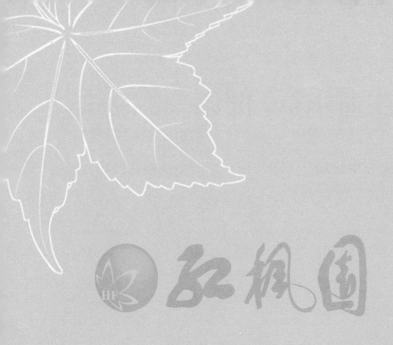

《生命乐章》健康"漂流瓶"

分享快乐，传播快乐！您的一次感动推荐，很有可能会影响一个人一生的命运！

亲爱的读者朋友，在阅读《跟朱丹溪学自我调养》甚至参加过《生命乐章》课程之后，您都有哪些切实的感受和体验想要传递给您最想帮助的那一位朋友呢？人生最珍贵的就是"在一起"成就人，让我们共同把爱和健康传递出去，行动起来吧！

传阅寄语

_____

_____

传阅人：_____

_____

_____

传阅人：_____

_____

_____

传阅人：_____

_____

_____

传阅人：_____

_____

_____

传阅人: _____

_____

_____

传阅人: _____

_____

_____

传阅人: _____

_____

_____

传阅人: _____

_____

_____

传阅人: _____

_____

_____

传阅人: _____

_____

_____

传阅人: _____

_____

_____

传阅人: _____

_____

_____

传阅人：_____

_____

_____

传阅人：_____

_____

_____

传阅人：_____

_____

_____

传阅人：_____

_____

_____

传阅人：_____

_____

_____

传阅人：_____

_____

_____

传阅人：_____

_____

_____

传阅人：_____

_____

_____

传阅人：_____

_____

_____

传阅人：_____

_____

_____

传阅人：_____

_____

_____

传阅人：_____

_____

_____

传阅人：_____

_____

_____

传阅人：_____

您的每一次善言、善行，都是在为宇宙、为他人、为自己汇集更多的正能量！

红枫园感恩有您！ 红枫园